Shakti P. Pattanayak
Kanchan Jaiswal

Atividade Anti-angiogénica de um Derivado de 3-Hidroxi Flavona

AF550474

Shakti P. Pattanayak
Kanchan Jaiswal

Atividade Anti-angiogénica de um Derivado de 3-Hidroxi Flavona

ScienciaScripts

Imprint

Any brand names and product names mentioned in this book are subject to trademark, brand or patent protection and are trademarks or registered trademarks of their respective holders. The use of brand names, product names, common names, trade names, product descriptions etc. even without a particular marking in this work is in no way to be construed to mean that such names may be regarded as unrestricted in respect of trademark and brand protection legislation and could thus be used by anyone.

Cover image: www.ingimage.com

This book is a translation from the original published under ISBN 978-3-659-89395-7.

Publisher:
Sciencia Scripts
is a trademark of
Dodo Books Indian Ocean Ltd. and OmniScriptum S.R.L publishing group

120 High Road, East Finchley, London, N2 9ED, United Kingdom
Str. Armeneasca 28/1, office 1, Chisinau MD-2012, Republic of Moldova, Europe
Managing Directors: Ieva Konstantinova, Victoria Ursu
info@omniscriptum.com

Printed at: see last page
ISBN: 978-620-8-61549-9

Copyright © Shakti P. Pattanayak, Kanchan Jaiswal
Copyright © 2025 Dodo Books Indian Ocean Ltd. and OmniScriptum S.R.L publishing group

"Dedicado à minha adorável Filha Palesa & Esposa Priya"

ÍNDICE

PREFÁCIO

Este livro intitulado "Anti-Angiogenic Efficacy of a 3-Hydroxy Flavone Derivative: *in vitro* and *in vivo* Evaluations" trata da avaliação e descrição da atividade anti-angiogénica do flavonoide quercetina. O organismo controla a angiogénese produzindo um equilíbrio preciso de factores de crescimento e de factores inibitórios nos tecidos saudáveis. Quando este equilíbrio é perturbado, o resultado é uma angiogénese excessiva ou insuficiente. O crescimento anormal dos vasos sanguíneos, quer seja excessivo ou insuficiente, é agora reconhecido como um "denominador comum" subjacente a muitas doenças mortais e debilitantes, incluindo cancro, doenças de pele, cegueira relacionada com a idade, úlceras diabéticas, doenças cardiovasculares, AVC e muitas outras.

Este trabalho é composto pelos seguintes capítulos:

C capítulo 1 descreve a introdução geral à angiogénese, os seus tipos, as etapas envolvidas, a visão geral, as estatísticas, a descrição dos flavonóides e o papel da propriedade inibidora da angiogénese dos flavonóides no tratamento do cancro e de várias outras doenças.

C capítulo 2 contém a revisão da literatura sobre a angiogénese e o seu papel em várias doenças, modelos experimentais pré-clínicos sobre angiogénese, papel dos flavonóides como agentes anti-angiogénicos e outros estudos de apoio à atividade anti-angiogénica da quercetina.

C capítulo 3 contém a justificação e o objetivo do trabalho.

C capítulo 4 inclui o plano de trabalho.

C capítulo 5 contém o trabalho experimental que se divide em três ensaios principais, ou seja, o ensaio da membrana corioalantóica (CAM), o ensaio da câmara de pregas cutâneas dorsais e o ensaio do arco aórtico.

C capítulo 6 trata dos resultados de todas as experiências efectuadas e da sua discussão.

C capítulo 7 ilustra as conclusões dos resultados acima referidos.

C capítulo 8 inclui as possibilidades futuras do trabalho efectuado. Segue-se a secção intitulada "Referências", que enumera o nome de revistas, livros e artigos referidos para o trabalho do projeto.

LISTA DE SÍMBOLOS E ABREVIATURAS

%	Percentage
±	Plus or minus
µg	Microgram
µl	Micro litre
B.W.	Body Weight
CAM	Chick chorioallantoic membrane
Cm	Centimetre
cm^2	Centimetre square
Conc.	Concentration
COX	Cyclooxygenase
DDP	Dichlorodiammineplatinum
DMR	Direct myocardial revascularisation
DMSO	Dimethyl sulfoxide
DNA	Deoxy ribonucleic acid
EC	Effective concentration
ECM	Extra cellular matrix
EG.	Example
EGF	Endothelial growth factor
ER	Estrogen receptor
EtOH	Ethyl alcohol
FBS	Fetal bovine serum
FGF	Fibroblasts growth factor
Fig.	Figure
FITC	Fluorescein isothiocyanate
GIT	Gastro intestinal tract
Gm	Gram
HGC	Human gastric carcinoma
Hr	Hour
HSP	Heat shock protein
i.p	Intra peritoneal
i.v	Intra venous

IC	Inhibitory concentration
IL-1	Interleukin-1
IVM	Intra vital microscopy
Kg	Kilogram
KS	Kaposi's sarcoma
Lt	Litre
M	Molar
MEM	Minimum essential medium
Mg	Milligram
MI	Myocardial infarction
Mm	Millimetre
MMPs	Matrix metalloprotienases
NRP-1	Neuropilin-1
^{o}C	Degree centigrade
PBS	Phosphate buffer solution
PGF	Peptide growth factor
SMC	Smooth muscle cell
TGF	Tissue growth factor
TMR	Trans myocardial revascularisation
TNF	Tissue necrotic factor
TS	Tobacco smoke
TSP	Thrombospondin
UV	Ultra violet
VE	Vascular endothelium
VEGF	Vascular endothelial growth factor

CAPÍTULO 1. INTRODUÇÃO

1.1 ASPECTOS GERAIS DA ANGIOGÉNESE

A angiogénese envolve a formação de brotos vasculares a partir de vasos pré-existentes, resultando num plexo vascular altamente ramificado. Este plexo capilar primário é remodelado várias vezes até se formar um sistema vascular maduro constituído por vasos de diferentes diâmetros e funções. Enquanto a vasculogénese se limita ao início da embriogénese, a angiogénese ocorre tanto durante o desenvolvimento como na vida pós-natal[1].

A angiogénese é um processo fundamental na reprodução e na cicatrização de feridas. Nestas condições, a angiogénese é altamente regulada, ou seja, é activada durante um curto período e depois completamente inibida. A angiogénese é um processo complexo que envolve uma interação extensa entre células, factores solúveis e componentes da matriz extracelular. A construção de uma rede vascular requer diferentes passos sequenciais.

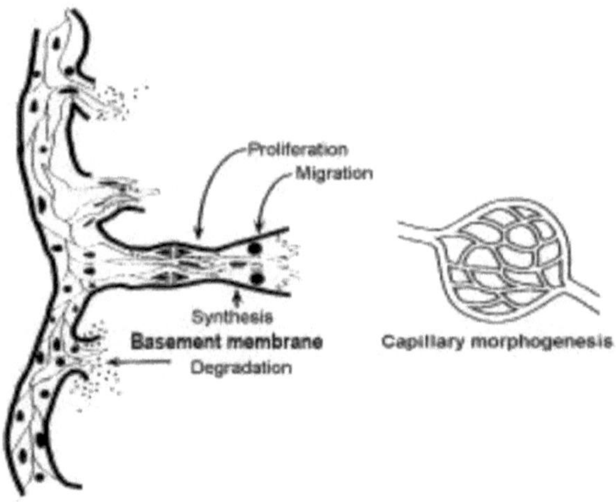

Fig. 1.1. Fases da angiogénese.

(Fonte: http://www.med.unibs.it/~airc/sandra/introduction.html -acedido em 22/09/2012)

1.2 TIPOS DE ANGIOGÉNESE

❖ **A angiogénese de brotamento** é o crescimento de novos vasos capilares a partir de vasos pré-existentes. Estes vasos sanguíneos fornecerão oxigénio e nutrientes aos tecidos e órgãos em expansão e removerão os resíduos metabólicos.[2]

❖ **A angiogénese intussusceptiva** é uma variante da angiogénese, diferente do brotamento. Este processo foi observado pela primeira vez na remodelação pós-natal de capilares no pulmão. Neste processo de desenvolvimento, foi encontrado um novo conceito de formação de vasos, em que os vasos pré-existentes se dividem em dois novos vasos através da formação de um pilar de tecido transvascular no lúmen do vaso. É um processo rápido que pode ocorrer em horas ou mesmo minutos, porque não necessita da proliferação de células endoteliais.[3]

1.3 TERMINOLOGIA DA ANGIOGÉNESE

❖ **Vasculogénese** - Formação de estruturas vasculares a partir de células estaminais endoteliais (angioblastos) circulantes ou residentes nos tecidos, que proliferam e se transformam em células estaminais endoteliais *de novo*

células endoteliais. Esta forma está particularmente relacionada com o desenvolvimento embrionário do sistema vascular.[4]

❖ **Angiogénese** - Formação de estruturas de paredes finas revestidas por endotélio com parede de músculo liso muscular e pericitos. Esta forma desempenha um papel importante durante a vida adulta, também como "mecanismo de reparação" de tecidos danificados.[5]

❖ **Arteriogénese** - Formação de vasos sanguíneos de tamanho médio com túnica média e adventícia.[6]

1.4 ETAPAS ENVOLVIDAS NA ANGIOGÉNESE[7]

Os passos seguintes são os passos envolvidos na angiogénese:

❖ A libertação de proteases das células endoteliais "activadas".

❖ Degradação da membrana basal que envolve o vaso existente.

❖ Migração das células endoteliais para o espaço intersticial.

❖ Proliferação de células endoteliais e formação do lúmen.

❖ Geração de uma nova membrana basal com o recrutamento de pericitos.

❖ Fusão dos vasos recém-formados.

❖ Início do fluxo sanguíneo.

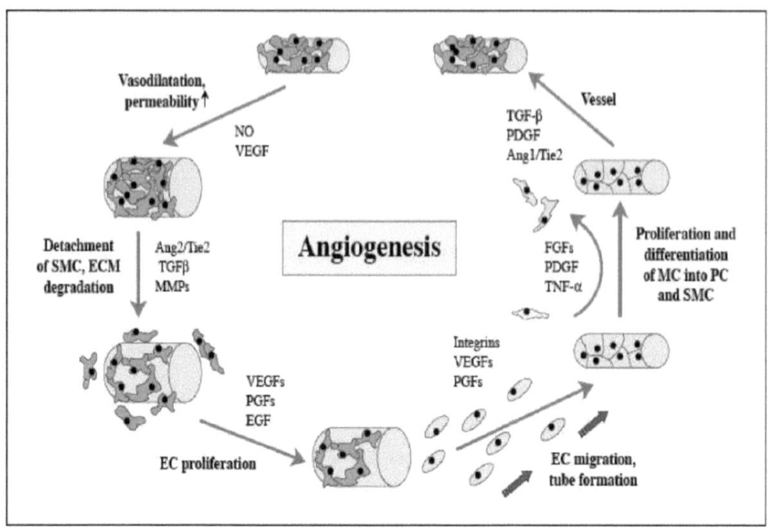

Fig.1.2. Etapas envolvidas na angiogénese.

(Sour ce: http :// physrev. physiology. org/ content /89/4/1177/F1. html acedido em 22/9/2012)

1.5 FISIOLOGIA DO ANGIOGÉNIO SIS

❖ **Estimulação mecânica:** A estimulação mecânica da angiogénese não está bem caracterizada. Existe uma grande controvérsia no que diz respeito à tensão de cisalhamento que actua nos capilares para provocar a angiogénese, embora os conhecimentos actuais sugiram que o aumento das contracções musculares pode aumentar a angiogénese. Isto pode dever-se a um aumento da produção de óxido nítrico durante o exercício. O óxido nítrico resulta na vasodilatação dos vasos sanguíneos[8].

❖ **Estimulação química**: A estimulação química da angiogénese é realizada por várias proteínas angiogénicas, incluindo vários factores de crescimento.[9]

1.6 VISÃO GERAL DA ANGIOGÉNESE

Tabela 1.1. Factores que afectam a angiogénese.

(Fonte: http://en.wikipedia.org/wiki/Angiogenesis acedido em 25/09/2012)

Estimulador	**Mecanismo**
FGF	Promove a proliferação e a diferenciação de células endoteliais, células lisas e fibroblastos
VEGF	Afecta a permeabilidade
VEGFR e NRP-1	Integrar sinais de sobrevivência
Ang 1 e Ang 2	Estabilizar os recipientes
PDGF (BB-homodímero) e PDGFR	Recrutar células musculares lisas
TGF-β, endoglina e receptores de TGF-β	Aumentar a produção de matriz extracelular

1.7 ANGIOGÉNESE FISIOLÓGICA VERSUS PATOLÓGICA

1.7.1 ANGIOGÉNESE FISIOLÓGICA

❖ A angiogénese é também activada no sistema reprodutor feminino durante a ovulação, a formação do corpo lúteo e a implantação do embrião. Durante estes processos, a angiogénese é mediada principalmente pelo fator de crescimento endotelial vascular.[10,11]

❖ A neovascularização também desempenha um papel fundamental na cicatrização bem sucedida de feridas, que é provavelmente regulada por factores de crescimento como o fator de crescimento de fibroblastos-2 FGF-2 e o VEGF. Os macrófagos podem contribuir para o processo de cicatrização através da libertação destes factores angiogénicos.[12]

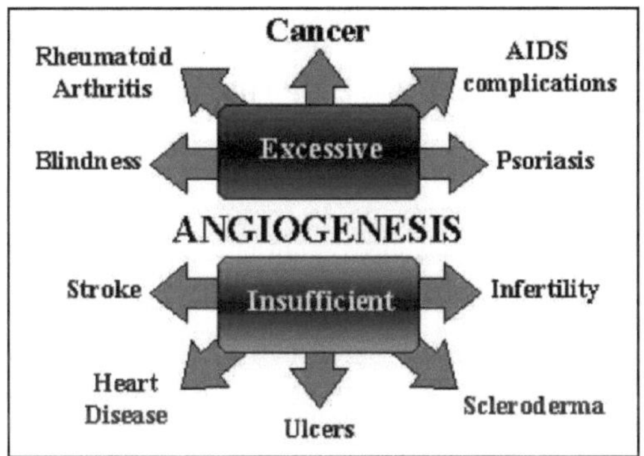

Fig. 1.3. Angiogénese patológica.

(Fonte: http://en.wikipedia.org/wiki/Angiogenesis acedido em 25/09/2012)

1.7.2 ANGIOGÉNESE PATOLÓGICA

❖ **Hemangiomas:** são doenças angiogénicas, caracterizadas pela proliferação do endotélio capilar com acumulação de mastócitos, fibroblastos e macrófagos. Representam os tumores mais frequentes da infância. Os hemangiomas proliferativos expressam níveis elevados de antigénio nuclear de células proliferativas, colagenase tipo IV, VEGF e FGF-2.[13]

❖ **Psoríase** e **sarcoma de Kaposi**: As lesões psoriáticas hipervasculares expressam níveis elevados do indutor angiogénico interleucina IL-8, enquanto a expressão do inibidor endógeno trombospondina-1 TSP-1 está diminuída. O sarcoma de Kaposi (SK) é o tumor mais comum associado à infeção pelo vírus da imunodeficiência humana (VIH). As caraterísticas típicas do SK são a proliferação de células fusiformes, consideradas as células tumorais e as células endoteliais que formam os vasos sanguíneos.[14,15]

❖ **Retinopatia diabética**: é a principal causa de cegueira na população ativa, mas a neovascularização ocular também pode ocorrer após a exposição de bebés prematuros ao oxigénio.

Presume-se que ambas as formas são induzidas por hipoxia na retina. Foram detectados níveis elevados do fator angiogénico induzido pela hipóxia, VEGF, no aquoso e no vítreo de olhos com retinopatia proliferativa.[16]

❖ **Aterosclerose:** A angiogénese também contribui para a aterosclerose, que é a principal causa de ataque cardíaco. As paredes da artéria coronária estão normalmente livres de microvasos, exceto nas placas ateroscleróticas, onde existem densas redes de capilares, conhecidas como *vasa vasorum*. Estes microvasos frágeis podem causar hemorragias, levando à coagulação do sangue, com consequente diminuição do fluxo sanguíneo para o músculo cardíaco e enfarte do miocárdio.[17]

❖ **Angiogénese no cancro er**: a angiogénese desempenha um papel fundamental no desenvolvimento do cancro. Os tumores sólidos com menos de 1 a 2 milímetros cúbicos não são vascularizados. Para se espalharem, precisam de ser abastecidos por vasos sanguíneos que trazem oxigénio e nutrientes e removem os resíduos metabólicos. Para além do volume crítico de 2 milímetros cúbicos, o oxigénio e os nutrientes têm dificuldade em difundir-se para as células no centro do tumor, causando um estado de hipoxia celular que marca o início da angiogénese tumoral e do cancro.[18]

O desenvolvimento de novos vasos sanguíneos é um processo importante na progressão tumoral. Favorece a transição da hiperplasia para a neoplasia, ou seja, a passagem de um estado de multiplicação celular para um estado de proliferação descontrolada, caraterístico das células tumorais.[19]

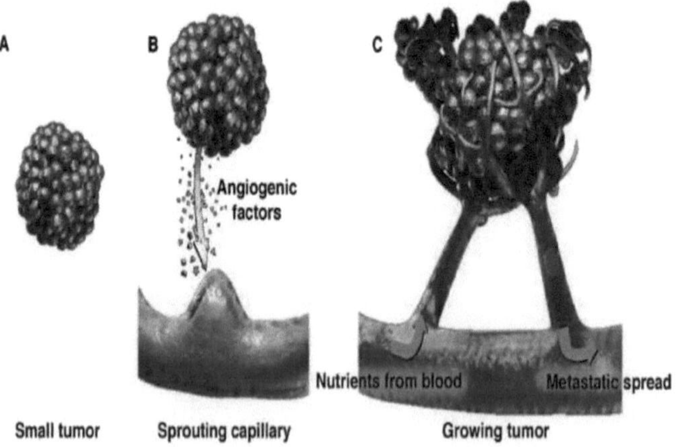

Fig. 1.4. Crescimento do tumor
(Fonte: http://www.angioworld.com/DominiqueGarrel.html acedido em 25/09/2012)

1.8 MANIPULAÇÃO CLÍNICA DA ANGIOGÉNESE

Tabela 1.2. Objectivos terapêuticos da angiogénese

(Fonte: http:// www. med. unibs.it/~ airc/sandra/ pathology. html acedido em 26/09/2012)

Objetivo terapêutico	
Inibição da angiogénese	Estimulação da angiogénese
- Hemangiomas	- Isquemia do miocárdio
- Psoríase	- Isquemia periférica
- Sarcoma de Kaposi	- Isquemia cerebral
- Neovascularização ocular	- Cicatrização de feridas
- Artrite reumatoide	- Cirurgia reconstrutiva
• Endometriose	- Cicatrização de úlceras
• Aterosclerose	
• Crescimento tumoral e metástases	

1.9 ESTATÍSTICAS RELACIONADAS COM A ANGIOGÉNESE [20,21]

❖ No total, foram descobertos até à data mais de 300 inibidores da angiogénese.

❖ Pelo menos 184 milhões de doentes nos países ocidentais poderiam beneficiar de alguma forma de terapia anti-angiogénica.

❖ O primeiro tratamento bem sucedido de uma doença dependente da angiogénese ocorreu em 1989, quando o medicamento interferão alfa2a, um inibidor da angiogénese, foi utilizado para regredir os vasos sanguíneos anormais que cresciam nos pulmões de um rapaz com uma doença benigna chamada hemangiomatose pulmonar.

❖ Alguns doentes com cancro sofreram uma regressão dramática dos seus tumores com a terapia anti-angiogénica; outros sofreram uma estabilização da sua doença.

❖ Mais de 2000 doentes com doenças cardíacas receberam alguma forma de terapia angiogénica experimental.

❖ O primeiro dispositivo aprovado pela FDA (Food and Drug Administration) para estimular novos vasos sanguíneos a ow em corações doentes é um laser utilizado numa técnica designada por Revascularização Direta do Miocárdio, DMR (por vezes designada por revascularização transmiocárdica, TMR).

❖ A primeira terapia de vasos sanguíneos aprovada pela FDA para doenças oculares é um tipo de terapia fotodinâmica chamada Visudyne, que demonstrou eficácia no tratamento da degenerescência macular.

❖ O primeiro medicamento estimulador da angiogénese é um gel de prescrição médica chamado Regranex (fator de crescimento derivado de plaquetas humano recombinante-BB, OrthoMcNeil Pharmaceuticals) que foi aprovado pela FDA para curar úlceras do pé diabético em dezembro de

1997.

❖ Foram investidos mais de 4 mil milhões de dólares na investigação e no desenvolvimento de medicamentos baseados na angiogénese, o que faz desta uma das áreas de investigação médica mais financiadas da história da humanidade.

1.10FLAVONÓIDES

Os flavonóides são um grupo de compostos polifenólicos, que se encontram amplamente distribuídos por todo o reino vegetal. Até à data, são conhecidas cerca de 3000 variedades de flavonóides. Os alimentos que contêm grandes quantidades de flavonóides incluem os mirtilos, o feijão vermelho, os arandos e as amoras. Muitos outros alimentos, incluindo frutos vermelhos e amarelos, citrinos e legumes e alguns frutos secos, também contêm flavonóides. O vinho tinto e alguns chás também são ricos em flavonóides.[22, 23]

Os flavonóides apresentam-se sob a forma de agliconas, glicosídeos e derivados metilados. A aglicona flavonoide é constituída por um anel benzénico (A) condensado com um anel de seis membros (C), que na posição 2 tem um anel fenílico (B) como substituinte. O anel de seis membros condensado com o anel benzénico é uma pirona (flavonóis e flavononas) ou o seu di-hidroderivado (flavanóis e flavanonas). A posição do substituinte benzenóide divide a classe dos flavonóides em flavonóides (2 posições) e isoflavonóides (3 posições). Os flavonóis diferem das flavononas pelo grupo hidroxilo na posição 3 e pelas ligações duplas C2-C3.[24]

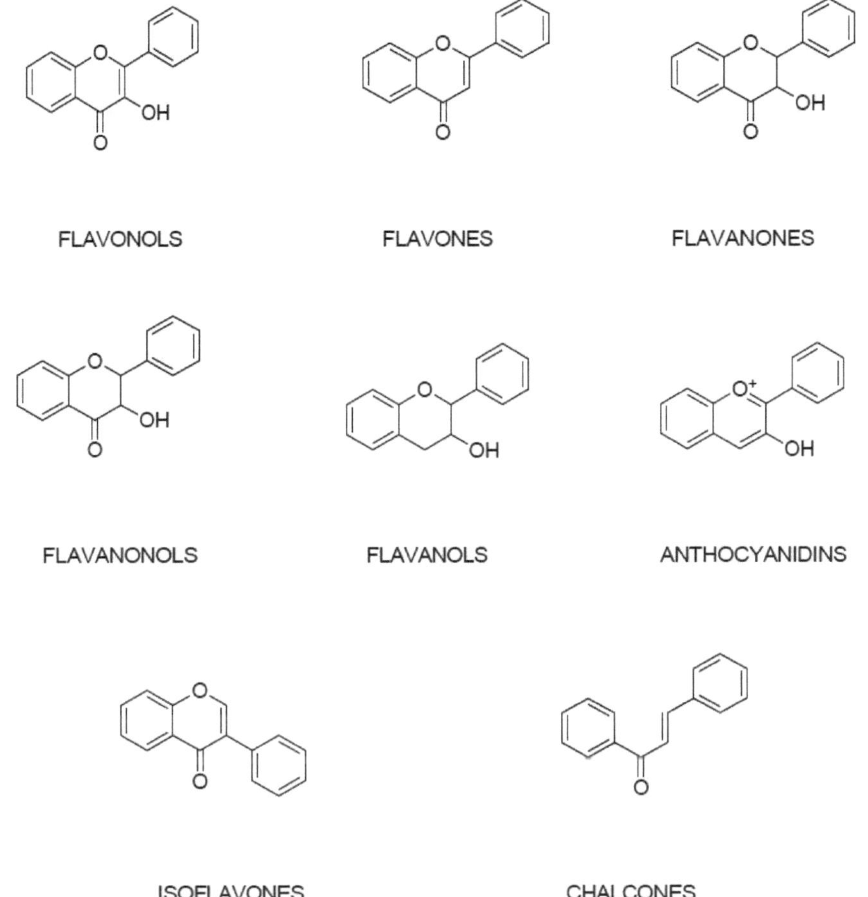

Fig. 1.5. Estruturas químicas das principais classes de flavonóides

1.11EFEITOS FARMACOLÓGICOS DOS FLAVONÓIDES

❖ **Atividade do SNC:** Os flavonóides possuem propriedades ansiolíticas semelhantes ou superiores às do diazepam.[25]

❖ **Atividade cardiotónica:** Foi relatado que os flavonóides têm ação sobre o coração. A flavona parental não substituída exerce uma atividade dilatadora coronária e é útil no tratamento da aterosclerose. A 3-metil quercetina tem um efeito cronotrópico positivo e um efeito anti-arrítmico [26]

❖ **Atividade de redução dos lípidos:** Os flavonóides podem eliminar diretamente algumas espécies de radicais, actuando como antioxidantes de quebra de cadeia. Podem reciclar outros antioxidantes de quebra de cadeias, como o alfa-tocoferol, doando um átomo de hidrogénio ao radical tocoferilo.[27]

❖ **TGI:** Os flavonóides apresentam um efeito antiulceroso e hepatoprotector notável no TGI[28].

❖ **Atividade antioxidante:** Foi também sugerido que os flavonóides desempenham um papel protetor em doenças do fígado, cataratas e doenças cardiovasculares. Foi demonstrado que a quercetina e a silibina, actuando como eliminadores de radicais livres, exercem um efeito protetor nos danos causados pelos tecidos isquémicos de reperfusão.[29]

❖ **Efeito sobre as proteínas de choque térmico:** As proteínas de choque térmico (HSP) foram reconhecidas contra o stress fisiológico, como o choque térmico, os metais pesados e a inanição de glicose. Os flavonóides inibiram a expressão de HSP27, HSP47 e HSP72/73.[30]

❖ **Atividade anti-inflamatória:** Vários flavonóides possuem atividade anti-inflamatória. A hesperidina, um flavonoide dos citrinos, possui um efeito anti-inflamatório e analgésico significativo[31].

❖ **Atividade antineoplásica:** Um grande número de flavonóides tem demonstrado atividade antineoplásica. Revisões recentes destacaram esta atividade .[32] Estudos detalhados revelaram que a quercetina exerceu uma inibição dependente da dose do crescimento celular e da formação de colónias. Os flavonóides kaempferol, catequina, toxifolina e fisetina também suprimiram o crescimento celular. A genisteína também inibe, de forma dependente da dose, o crescimento das células HGC-27 derivadas do cancro gástrico humano.[33]

❖ **Efeito nos vasos sanguíneos:** A quercetina e a rutina têm sido utilizadas como constituintes eficazes de vários produtos farmacêuticos utilizados no tratamento da fragilidade capilar e da flebosclerose. Verificou-se que as actividades de determinados flavonóides na inibição da permeabilidade capilar e do fenómeno de Arthus se processam pela seguinte ordem: hesperitina > rutina > quercetina > naringenina > kaempferol >isoquercitol.[34]

1.12EFEITOS BIOQUÍMICOS DOS FLAVONÓIDES

❖ **Nas enzimas:** Sabe-se que os flavonóides inibem um certo número de enzimas como a aldose redutase, a xantina oxidase, a fosfodiesterase, a Ca2+ adenosina tri fosfato ATPase, a lipo-oxigenase e a ciclo-oxigenase[35, 36].

❖ **Nas hormonas:** Foi também demonstrado que os flavonóides têm uma atividade reguladora das hormonas, ligando-se às 17 beta-hidroxiesteróides desidrogenases, que regulam os níveis de estrogénio e androgénio nos seres humanos.[37]

❖ **Potencial terapêutico dos flavonóides:** A utilização de flavonóides no tratamento de doenças é, em grande medida, muito mais antiga do que a ciência da química.

1.133-HIDROXI FLAVONA (por exemplo, QUERCETINA)

A quercetina (3,3',4',5,7-penta-hidroxiflavona) pertence a uma extensa classe de compostos flavonóides polifenólicos quase omnipresentes nas plantas e nas fontes alimentares vegetais. A quercetina apresenta-se frequentemente sob a forma de glicosídeos (derivados do açúcar); por exemplo, a rutina, na qual o hidrogénio do grupo hidroxilo R-4 é substituído por um dissacárido. A quercetina é denominada aglicona, ou forma sem açúcar da rutina.[38]

A quercetina é um sólido cristalino amarelo com um sabor amargo, insolúvel em água, ligeiramente solúvel em álcool e solúvel em ácido acético glacial e em soluções aquosas alcalinas. A quercetina faz parte de um grupo de compostos naturais, os flavonóides, que têm um núcleo comum de flavona composto por dois anéis de benzeno ligados através de um anel de pirona heterocíclico.[39]

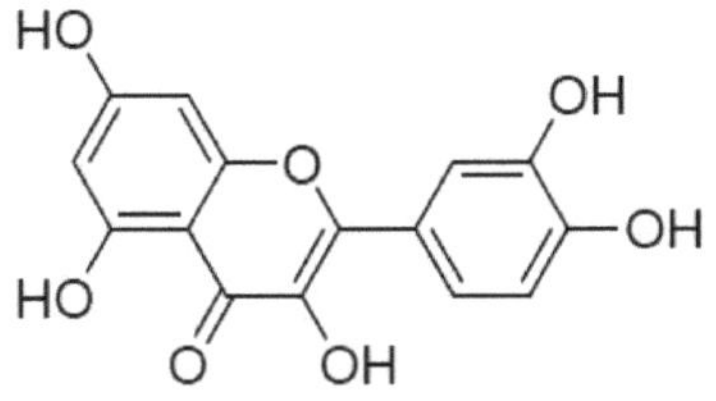

Fig. 1.6. Estrutura química re da quercetina

1.14FARMACOCINÉTICA DA QUERCETINA

❖ Os glicosídeos de quercetina são relativamente mal absorvidos pelo intestino delgado. A microflora do intestino delgado hidrolisa o flavonídeo-glicosídeo em quercetina e açúcar, e a quercetina é então absorvida pelo sistema entero-hepático.[40]

❖ Após a administração oral de quercetina, foram identificados os seus metabolitos na urina: ácido 3,4-dihidroxifenilacético, ácido 3-metoxi-4-hidroxifenilacético (ácido homovanílico) e ácido m-hidroxifenilacético.[41]

❖ A distribuição, o metabolismo e a excreção da quercetina no homem foram estudados por autorradiografia e quantificação da radioatividade. Após administração oral, 20% da dose foi absorvida pelo trato digestivo e depois excretada na bílis e na urina em 48 horas como conjugados de glucuronido ou sulfato.[42]

1.15PRINCIPAIS MECANISMOS MOLECULARES DE ACÇÃO DA QUERCETINA

❖ **Regulação negativa da proteína p53 mutante:** Verificou-se que a inibição da expressão da p53 detém as células na fase G2-M do ciclo celular. As mutações da p53 estão entre as anomalias genéticas mais comuns nos cancros humanos[43].

❖ **Paragem da fase G1:** O ponto de controlo G1 controlado pelo gene p53 é um local importante para o controlo da proliferação celular. Verificou-se que a quercetina detém as células T leucémicas humanas na fase G1 tardia, levando a um atraso na divisão celular.[44]

❖ **Inibição da tirosina quinase:** As tirosina-quinases são uma família de proteínas envolvidas na transdução de sinais de factores de crescimento para o núcleo. Em doentes com cancros avançados, a administração i.v. de quercetina levou à inibição da tirosina quinase dos linfócitos.[45]

❖ **Inibição das proteínas de choque térmico:** Verificou-se que a quercetina inibe a produção de proteínas de choque térmico em várias linhas celulares malignas, incluindo o cancro da mama, a leucemia e o cancro do cólon[46,47].

❖ **Inibição da expressão das proteínas ras:** Verificou-se que a quercetina inibe a expressão do oncogene p21-ras em linhas celulares de cancro do cólon em cultura.[48]

❖ **Capacidade de ligação ao recetor de estrogénio:** Foi demonstrado que a quercetina induz a expressão do recetor de estrogénio ER II tanto em células de cancro da mama humano com recetor de estrogénio tipo I positivo (ER+) como com recetor de estrogénio tipo I negativo (ER-)[49].

1.16ESTUDOS *IN VITRO* SOBRE A QUERCETINA

Em experiências *in vitro* que estudaram a inibição do crescimento de culturas de células malignas pela quercetina, cada ensaio mostrou que a quercetina inibia significativamente o crescimento. A concentração de quercetina na qual o crescimento das células tumorais foi inibido por uma concentração inibitória de 50 por cento (IC50) variou entre 7 nM e pouco mais de 100 microM.[50]

Cientistas da Universidade de Henan, China, concluíram que a quercetina pode melhorar o índice terapêutico da doxorrubicina, um fármaco utilizado na quimioterapia do cancro, através dos seus efeitos opostos sobre o fator-1 alfa induzido pela hipoxia nas células tumorais e n ormais. Testes *in vitro* mostraram que a quercetina inverteu a resistência das células à doxorrubicina sob hipoxia e protegeu as células do baço contra a citotoxicidade. A doxorrubicina é habitualmente utilizada no tratamento de uma vasta gama de cancros, incluindo os cancros hematológicos, muitos tipos de carcinoma e sarcomas dos tecidos moles. No entanto, o tratamento com doxorrubicina tem muitos efeitos secundários, como a diminuição dos glóbulos brancos, a perda de cabelo, a cardiotoxicidade e a imunossupressão.[51]

1.17ESTUDOS *IN VIVO* SOBRE A QUERCETINA

Estudos em animais analisaram as propriedades anti-tumorais da quercetina. Num estudo, os ratos foram inoculados com células tumorais ascíticas e depois tratados intraperitonealmente com quercetina ou com o seu glicosídeo, a rutina. Os animais tratados diariamente com 40 mg/kg de quercetina tiveram um aumento de 20% no tempo de vida, enquanto os tratados com 160 mg/kg de rutina tiveram um aumento de 50% no tempo de vida. Se o tratamento com rutina fosse dividido em dois tratamentos diários de 80 mg/kg, o aumento do tempo de vida era de 94%.[52]

Um outro estudo animal analisou o efeito da quercetina em ratinhos portadores de tumores abdominais derivados de uma linha de carcinoma de células escamosas da faringe humana. Os ratinhos receberam uma injeção intraperitoneal diária de quercetina. Todas as doses testadas (20, 200, 400 e 800 mg/kg) demonstraram uma inibição significativa do crescimento tumoral.[53] Testes *in vivo* com ratinhos portadores de células de cancro da mama 4T1 mostraram que a quercetina suprimia o crescimento tumoral e prolongava a sobrevivência. A quercetina aumentou a eficácia terapêutica da doxorrubicina e reduziu os efeitos secundários tóxicos. Outro estudo chinês, realizado por Shan e Wang da Universidade de Medicina de Hebei, investigou os efeitos da quercetina no crescimento das células do carcinoma do cólon e o efeito regulador da quercetina na via de sinalização Wnt/beta-catenina.

A quercetina pode também ter propriedades anti-mutagénicas. Um grupo de cientistas liderado por Gupta do National Institute of Pharmaceutical Education and Research, Mohali, Índia, descobriu que a quercetina pode ser um potencial candidato a quimioprotector. Chegaram a esta conclusão depois de terem tratado ratos expostos ao hepatocarcinogénio dietilnitrosamina (presente no fumo do tabaco e na carne processada) com quercetina.

1.18PERFIL DE SEGURANÇA DA QUERCETINA

T Existe muita controvérsia relativamente às alegadas propriedades tóxicas ou mesmo mutagénicas da quercetina. Formica e Regelson apresentaram uma panorâmica interessante da quercetina in vivo e in vitro[55]. Os primeiros dados sobre os efeitos secundários tóxicos provêm principalmente de estudos in vitro. Numa conferência da Federação das Sociedades Americanas de Biologia Experimental, em 1984, sobre flavonóides alimentares mutagénicos, a carcinogenicidade foi relatada em apenas um de 17 estudos de alimentação realizados em animais de laboratório.[56] Dunnick e Hailey relataram que doses elevadas de quercetina durante vários anos podem resultar na formação de tumores em ratos.[57] Contudo, na década de 1970, verificou-se que a quercetina tinha atividade mutagénica, determinada pelo teste de Ames in vitro, desenvolvido pelo investigador Bruce Ames para testar se uma substância natural ou sintética causava mutações no ADN das bactérias.[58] Contudo, noutro estudo a longo prazo, não se verificou qualquer carcinogenicidade. Em contraste com estudos anteriores, vários relatórios mais recentes indicam que a quercetina é antimutagénica in vivo. Um grande estudo clínico realizado por Knekt, no qual 99 homens e mulheres foram seguidos durante 24 anos, mostrou uma relação inversa entre a ingestão de quercetina e o cancro do pulmão.[59]

1.19CONTRA-INDICAÇÕES RELACIONADAS COM A QUERCETINA

Não são conhecidas contra-indicações para a utilização da quercetina. Foi demonstrado que a quercetina causa mutações cromossómicas em certas bactérias em estudos de tubo de ensaio. No entanto, o significado desta descoberta para os seres humanos não é claro. Devido à falta de disponibilidade de dados de segurança a longo prazo, a quercetina deve ser evitada por mulheres grávidas e lactantes.

1.17 ENSAIOS DE ANGIOGÉNESE: UMA VISÃO CRÍTICA

1.17.1 ENSAIOS DE CULTURA DE ÓRGÃOS

❖ **Ensaio do anel aórtico:** O ensaio do anel aórtico do rato tornou-se o mais utilizado.[60] Neste ensaio, a aorta isolada do rato é cortada em segmentos que são colocados em cultura, geralmente num ambiente que contém uma matriz, como o Matrigel. Durante os 7-14 dias seguintes, os explantes são monitorizados quanto ao crescimento de células endoteliais, uma vez que este é afetado pela adição de substâncias de ensaio. A quantificação é efectuada através da medição do comprimento e da abundância de extensões semelhantes a vasos provenientes do explante. Embora no passado as condições de cultura exigissem meios complexos e o crescimento tivesse de ser monitorizado durante pelo menos uma semana, as modificações recentes permitiram a utilização de meios definidos e um período de cultura mais curto.[61]

❖ **Ensaio do arco aórtico do pintainho:** O ensaio do arco aórtico do pinto representa uma modificação importante do ensaio do anel aórtico do rato. O ensaio evita a utilização de animais de laboratório, é rápido, com um tempo de ensaio de 1-3 dias, e pode ser efectuado em meio isento de soro. Os arcos aórticos são dissecados de embriões de pinto de 12-14 dias e cortados em anéis semelhantes aos da aorta do rato. Quando os anéis são colocados em Matrigel, ocorre um crescimento substancial de células em 48 horas, com a formação de estruturas semelhantes a vasos facilmente visíveis. Se o arco aórtico for evertido antes do explante, o tempo pode ser reduzido para 24 h. Tanto os factores estimulantes do crescimento, como o FGF-2, como os inibidores, como a endostatina, podem ser adicionados ao meio, onde o seu efeito é facilmente medido. A quantificação do crescimento das células endoteliais, tanto nas culturas do anel aórtico como nas do arco aórtico, pode ser conseguida através da utilização de lectinas marcadas com fluoresceína.[62]

1.17.2 ASSUNTOS *IN VIVO*

❖ **O Ensaio da Membrana Corioalantóica de Galinha (CAM):** O ensaio CAM original foi descrito por embriologistas experimentais há mais de 50 anos e há muito que é um dos pilares do estudo do desenvolvimento de órgãos embrionários.[63] Neste ensaio, os ovos de galinha fertilizados foram mantidos numa incubadora humidificada a 37° C. Os ovos foram colocados numa posição horizontal e rodados várias vezes.

No 9.º dia de incubação, os ovos foram abertos no lado do focinho e foi cortada uma janela na casca do ovo. As concentrações individuais de flavonas selecionadas preparadas em volume 1:1 de dimetilsulfóxido DMSO e álcool etílico EtOH foram aplicadas em discos de vidro esterilizados (10 mm) separadamente e deixadas a secar em condições de fluxo laminar. O PBS (solução salina tamponada com fosfato) foi utilizado como controlo. As janelas foram seladas com fita adesiva e os ovos foram reincubados numa incubadora humidificada a 37°C. Dois dias depois, as CAMs foram colhidas e os vasos que intersectavam o disco de vidro foram contados num microscópio trinocular

Olympus SZ 61TR Zoom.[64,65]

❖ **Ensaio CAM modificado:** Numa modificação deste método *in ovo*, todo o conteúdo do ovo foi transferido para uma placa de cultura de plástico (cultura de embriões inteiros) após 72 horas de incubação.[66] Após 3-6 dias adicionais de incubação, durante os quais a CAM se desenvolve, os enxertos podem ser feitos mais rapidamente do que dentro da casca do ovo e podem ser monitorizados ao longo do tempo de desenvolvimento subsequente. A estimulação angiogénica por tumores ou aloenxertos ou xenoenxertos imunocompetentes (reação enxerto-hospedeiro) produz uma angiogénese extensa nos dias seguintes. As substâncias de teste podem ser administradas colocando-as em membranas ou na parte inferior das lamelas. Os inibidores podem ser avaliados pelo seu efeito no desenvolvimento normal da vasculatura do CAM[67].

Entre as caraterísticas mais valiosas dos ensaios CAM contam-se a relativa facilidade de realização dos ensaios, a disponibilidade imediata de material experimental e, no caso do método dos explantes, a viabilidade de realizar múltiplos testes em CAMs individuais, bem como de monitorizar a reação ao longo do ensaio.

❖ **O ensaio de angiogénese da córnea:** Este ensaio é considerado um dos melhores ensaios *in vivo*, na medida em que a própria córnea é um vaso. Assim, quaisquer vasos observados na córnea após estimulação por tecidos ou factores indutores de angiogénese são novos vasos. Para testar os inibidores da angiogénese, é possível monitorizar o efeito desses inibidores na reação angiogénica induzida localmente (por exemplo, implante de esponja) na córnea (por exemplo, por FGF, VEGF ou células tumorais). Os inibidores testados podem ser administrados por via oral ou sistémica[69,70].

❖ **O ensaio do tampão de Matrigel:** O ensaio do tampão de Matrigel não é difícil de efetuar. O Matrigel contendo células ou substâncias de ensaio é injetado por via subcutânea, onde solidifica para formar um tampão. Este tampão pode ser recuperado após 7-21 dias no animal e examinado histologicamente para determinar em que medida os vasos sanguíneos entraram nele. A quantificação dos vasos em secções histológicas é fastidiosa, mas precisa.[71] A medição do volume plasmático por fluorescência pode ser efectuada utilizando dextrano marcado com isotiocianato de fluoresceína (FITC).[72]

❖ **Ensaios em câmara:** O estudo in vivo da angiogénese crónica tem sido grandemente avançado pelo desenvolvimento de vários tipos de câmaras transparentes, como a câmara da orelha de coelho, a câmara da prega cutânea dorsal e a câmara da janela craniana. Nestes sistemas, um pedaço de pele (câmaras da orelha e da prega cutânea) ou parte do crânio (câmara da janela craniana) é retirado de um animal anestesiado. As células tumorais, ou um gel contendo factores angiogénicos, são então colocadas na superfície exposta e cobertas por vidro, que é depois fixado no local; uma vez recuperados os animais, estes modelos permitem a medição contínua de vários parâmetros em animais vivos, incluindo a expressão genética, a angiogénese, o pH e o fluxo sanguíneo, contribuindo assim para o estudo do efeito dos tecidos

- 73

microambiente na angiogénese.

Os ensaios em câmara permitem a determinação do crescimento de vasos 3D num animal, normalmente durante um período de 1 a 3 semanas. Como resultado, não são necessários grupos separados de ratinhos em cada ponto de medição e, por conseguinte, o número de animais utilizados é minimizado. No entanto, todos os ensaios em câmara são invasivos e tecnicamente exigentes. A câmara de prega cutânea pode ter propriedades ópticas fracas devido à espessura da pele.[74, 75]

1.17.3 ENSAIOS *IN VITRO*

❖ **Ensaio de formação de tubos endoteliais:** O ensaio de formação de túbulos é um dos testes mais específicos para a angiogénese e consiste na medição da capacidade das células endoteliais para formarem estruturas tridimensionais (formação de túbulos). As células endoteliais de todas as origens parecem ser capazes de formar túbulos espontaneamente, se lhes for dado tempo *in vitro* para depositar os componentes da matriz extracelular adequados[76].

A formação de tubos pode ser melhorada através da utilização de colagénio ou de coágulos de fibrina para revestir placas de cultura de plástico. A formação de junções estreitas pode ser confirmada por microscopia eletrónica, com a descoberta de que o Matrigel, cujo principal componente é a laminina[77] , pode evocar a formação de tubos de células endoteliais em 24 horas, os ensaios de formação de tubos alcançaram um lugar proeminente no conjunto de medidas de angiogénese.

❖ **Ensaio de Migração Celular:** É um ensaio de migração celular bidimensional de 96 poços que mede a motilidade celular e pode ser prontamente quantificado. O ensaio é igualmente útil para testar factores inibidores, como a endostatina, e factores que aumentam a motilidade, como o fator de crescimento de fibroblastos-2 (FGF-2) ou o fator de crescimento endotelial vascular (VEGF).[78]

CAPÍTULO 2. REVISÃO DA LITERATURA

2.1 LITERATURA SOBRE A ANGIOGÉNESE E O SEU PAPEL EM VÁRIAS DOENÇAS

Forest *et al.*, (2006)[79] verificaram que os tumores tratados por crioquimioterapia apresentavam um volume significativamente reduzido e um rácio Teste/Controlo mais baixo, confirmando o benefício de um tratamento terapêutico combinado. A angiogénese foi avaliada em pontos de tempo variáveis após a crioterapia através da coloração imuno-histoquímica do VEGF e da análise de western blot.

Eminga *et al.*, (2007)[80] referiram que o restabelecimento do fluxo sanguíneo no local do tecido lesionado é um pré-requisito para uma resposta de reparação bem sucedida e que a angiogénese de feridas representa um modelo paradigmático para estudar os mecanismos moleculares envolvidos na formação e remodelação de estruturas vasculares. Em particular, a reparação de defeitos cutâneos ofereceu um modelo ideal para analisar a angiogénese devido à sua fácil acessibilidade para controlar e manipular este processo. A maioria dos factores de crescimento e das moléculas da matriz extracelular recentemente descobertos e considerados como factores cruciais na formação de vasos sanguíneos foram identificados e analisados durante a reparação da pele e o processo de ferida.

Pourreyron *et al.*, (2008)[81] relataram um modelo experimental para estudar o crescimento intra-hepático de células endócrinas tumorais; células tumorais de secretina enteroendócrina murina STC-1 foram injectadas no baço de ratinhos nus para obter a sua disseminação hepática através da veia porta. Foram identificadas três fases de crescimento intra-hepático do tumor.

Wong *et al.*, (2009)[82] referiram que a iogénese de Ang é um evento fundamental na progressão dos gliomas malignos. A presença de proliferação microvascular leva ao diagnóstico histológico de glioblastoma multiforme. A angiogénese tumoral envolve múltiplos processos celulares e estes processos são regulados por numerosos factores de crescimento pró-angiogénicos e anti-angiogénicos. Foram desenvolvidos inibidores da angiogénese para interromper o processo angiogénico ao nível do fator de crescimento, do recetor tirosina quinase e da quinase intracelular. Outras terapêuticas anti-angiogénicas alteram a resposta imunitária e os níveis endógenos de inibidores da angiogénese.

2.2 LITERATURA SOBRE ANGIOGÉNESE E CANCRO

Arjan *et al.* (2000)[83] referiram que a inibição da angiogénese pode prevenir doenças com crescimento excessivo de vasos, como o cancro, a retinopatia da diabetes e a artrite, e que a estimulação da angiogénese seria benéfica no tratamento de doenças como a doença arterial coronária e a isquemia crítica dos membros na diabetes.

Tortora *et al.*, (2004)[84] discutiram os mecanismos de transdução de sinal das moléculas angiogénicas, o desenvolvimento de inibidores específicos e a sua tradução em estudos clínicos e novas perspectivas na terapia anti-angiogénica.

Aoki *et al.* (2005)[85] referiram que a roxitromicina pode inibir a angiogénese através da inibição da produção de VEGF a partir de células de hepatoma humano. Explicaram as suas acções contra a angiogénese da HepG2 utilizando um modelo de ensaio de saco de ar e compararam com o TNP-470, um inibidor angiogénico bem conhecido.

Eichhorn *et al.*, (2007)[86] referiram que a terapia anti-angiogénica dos tumores representa uma estratégia promissora para o tratamento do cancro e que, muito provavelmente, no futuro, exibirá o seu potencial clínico em combinação com as terapias padrão estabelecidas para os tumores.

Adhemar *et al.*, (2010)[87] descreveram o papel dos factores angiogénicos e dos seus receptores em estudos relacionados com o cancro da mama, e descreveram os principais achados de estudos com a expressão do VEGF no cancro da mama, o papel das angiopoietinas e do recetor Tie-2 na angiogénese do cancro da mama.

2.3 LITERATURA SOBRE BIOFLAVONÓIDES E SEUS PAPÉIS

Knekt *et al.*, (1997)[88] referiram a hipótese de que a ingestão de flavonóides em algumas circunstâncias pode estar envolvida no processo de cancro, resultando em riscos reduzidos.

Rivera *et al.*, (2004)[89] referiram que a administração precoce de preparações lipossomais de quercetina e de flavonóides estruturalmente relacionados foi benéfica e neuroprotectora na isquemia focal experimental.

Kosmider e Osiecka, (2004)[90] relataram que foram encontrados efeitos sinérgicos de flavonóides (por exemplo, quercetina, genisteína, buteína, ácido tânico) e cis-diclorodiammineplatina cis-DDP em células cancerígenas sensíveis e resistentes à cis-DDP que resultaram numa menor toxicidade para a cis-DDP.

Roginsky *et al.*, (2005)[91] estudaram um grupo de substâncias naturais, pelos seus efeitos nas células cancerígenas e pelo seu potencial para a terapia do cancro do pâncreas no futuro.

Seufi *et al.*, (2009)[92] demonstraram o efeito preventivo da quercetina no hepatocarcinoma em ratos por RAPD-PCR, rastreando o efeito no gene *p53* e por evidência histopatológica. Deste modo, ficou provado que a quercetina exerceu o seu efeito preventivo através da diminuição do stress oxidativo e da diminuição da atividade antioxidante.

Cassidy *et al.*, (2010)[93] examinaram a associação entre a ingestão habitual de flavonóides e a hipertensão incidente num estudo prospetivo em homens e mulheres.

Nijveldt *et al.*, (20013)[94] estudaram diferentes grupos de flavonóides conhecidos, os mecanismos prováveis pelos quais actuam e as aplicações clínicas potenciais destas substâncias naturais fascinantes.

Chang *et al.*, (2013)[95] relataram a citotoxicidade de diferentes flavonóides em células humanas de cancro da mama, células de carcinoma colorrectal e células de cancro da próstata. Utilizaram uma biblioteca de 23 flavonoides diferentes e determinaram a EC50 (a concentração na qual 50% da viabilidade das células é inibida) de cada substância. Também analisaram as relações estrutura-atividade das mesmas.

2.3 LITERATURA SOBRE FLAVONÓIDES SELECCIONADOS

Felicia *et al.*, (1996)96 relataram que a quercetina e a rutina podem ser utilizadas como constituintes eficazes de vários produtos farmacêuticos utilizados no tratamento da fragilidade capilar e da flebosclerose.

Amalia e Morrani, (2003)97 relataram os efeitos da quercetina em ratos com cirrose induzida experimentalmente, aumenta a defesa antioxidante e previne parcialmente os danos oxidativos, a produção de óxido nítrico e a acumulação de colagénio.

Chakraborty *et al.*, (2004)[98] relataram uma avaliação comparativa da resposta observada ao tratamento com o alfa-tocoferol e a quercetina no mesmo modelo químico carcinogénico no colo uterino.

Meenakshi *et al.*, (2007)[99] referiram que a curcumina e a quercetina em combinação com a cisplatina induzem a apoptose no carcinoma da laringe humano através da via mitocondrial.

Lakahanpal *et al.*, (2007)[100] relataram diferentes mecanismos de ação, perfil de segurança e utilizações terapêuticas da quercetina.

Yang *et al.*, (2008)[101] tentaram testar a hipótese de que a quercetina e o VE podem prevenir o tumor pulmonar induzido pelo fumo do tabaco (TS) utilizando um modelo de intervenção de tumor pulmonar induzido pelo fumo em ratinhos suíços.

Atalik *et al.*, (2010)[102] relataram o efeito do tratamento com cisplatina nas contracções da aorta de rato induzidas por PHE- e KCL-, com especial atenção para a influência dos antioxidantes melatonina e quercetina.

Joshi *e t al.*, (2011)[103] observaram que as modificações estruturais da quercetina afectam diferentes bioactividades da quercetina em diferentes graus. A remoção da função catecol e a remoção dos grupos 5- e 7-OH resultam numa quase perda da atividade antioxidante dos compostos sintetizados.

Jazvinscak *et al.*, (2012)[104] mostraram a ação neuroprotectora da quercetina contra lesões oxidativas modestas e graves em neurónios P19. A melhoria da viabilidade neuronal foi associada à prevenção da produção de ROS e à inibição da condensação nuclear, da atividade da caspase e da regulação da PARP.

2.4 LITERATURA SOBRE A QUERCETINA E A SUA ACÇÃO NO PROCESSO DE ANGIOGÉNESE

Caltagirone *et al.*, (2000)[105] referiram que a quercetina e a apigenina inibem o crescimento do melanoma e o seu potencial invasivo e metastático, pelo que podem constituir uma ferramenta valiosa na terapia combinada do melanoma metastático.

Billy *et al.*, (2009)[106] propuseram um modelo matemático da angiogénese e do crescimento tumoral. Este modelo baseia-se num conjunto de equações diferenciais parciais que descrevem o comportamento das células endoteliais, que constituem as paredes dos vasos sanguíneos, das células tumorais, bem como de algumas das principais substâncias pró- e anti-angiogénicas, como o fator de crescimento endotelial vascular (VEGF), a endostatina, a angiopoietina-1 e a angiopoietina-2. A nível molecular, o modelo centra-se na competição VEGF/endostatina para se ligar aos receptores Flk-1 e na competição angiopoietina-1/angiopoietina-2 para se ligar aos receptores Tie2. Estes processos de ligação regulam todo o processo de formação dos vasos sanguíneos.

Rajesh *et al.*, (2010)[107] concluíram que a molécula básica da flavona, bem como as substituições hidroxilo nos anéis "A" e "C" a 3, 5, 6 e 7 carbonos, podem ser consideradas como candidatos para a conceção de agentes anti-angiogénicos e antioxidantes. No entanto, a substituição 3-hidroxilo pode ser considerada como uma pista para a otimização, de modo a conceber e desenvolver o(s) novo(s) agente(s) antitumoral(ais) e antioxidante(s) que visam a angiogénese.

Ak *et al.*, (2011)[108] referiram que a quercetina tem efeitos semelhantes aos do tamoxifeno. No entanto, a quercetina induz a apoptose mais do que a diminuição das actividades da enzima telomerase, sendo diferente do tamoxifeno. Descobriram que estas descobertas ajudarão a desenvolver novas vias terapêuticas para a prevenção do cancro da mama.

Ulug *et al.*, (2011)[109] determinaram que a quercetina causou taxas mais baixas de necrose e apoptose em células HeLa por si só, mas o complexo CQ/PEI resultou em níveis elevados. Assim, observou-se que a transição da quercetina para HeLa através da sua ligação à polietilenimina aumentou os seus efeitos anticarcinogénicos.

Xiao *et al.*, (2011)[110] relataram que a quercetina suprime a expressão da COX-2 inibindo a sinalização p300 e bloqueando a ligação de múltiplos activadores trans ao promotor da COX-2. Revelaram um novo mecanismo de ação da quercetina e sugerem uma potencial utilização da quercetina no tratamento de doenças mediadas pela COX-2, como os cancros da mama.

2.5 LITERATURA SOBRE MODELOS EXPERIMENTAIS PRÉ-CLÍNICOS PARA AVALIAÇÃO DA ANGIOGÉNESE

Lehr *et al.*, (1993)[111] relataram um modelo de câmara de prega cutânea dorsal de hamster utilizado em ratinhos nus. Demonstram a montagem e implantação de câmaras de titânio fabricadas especificamente para o efeito, os métodos de microscopia de fluorescência intravital e as caraterísticas microvasculares da microcirculação do músculo estriado, que mais tarde servirá de vasculatura hospedeira para o crescimento de tecido humano transplantado

Lees e Fan, (1994)[112] relataram um novo modelo in vivo para o estudo quantitativo de promotores e potenciais promotores da angiogénese. Auto-enxertos de pele de rato de espessura total foram submetidos a uma lesão por congelação reprodutível e uniforme, antes de serem aplicados a feridas de espessura total, a fim de atrasar a revascularização. O fluxo sanguíneo nos enxertos foi medido durante o período de cicatrização, utilizando técnicas não invasivas (Laser Doppler Flowmetry) e invasivas (depuração de lJ3Xe). O aumento do fluxo sanguíneo durante um período de 1-14 dias foi considerado como um índice de angiogénese.

Kenyon *et al.*, (1996)[113] referiram que o estudo da angiogénese depende de modelos fiáveis e reprodutíveis para a estimulação de uma resposta neovascular. O objetivo desta investigação foi desenvolver um modelo de angiogénese na córnea do rato.

Carmiliet *et al.*, (1998)[114] referiram poucos modelos murinos disponíveis para estudar ou manipular a angiogénese, a estenose arterial, a aterosclerose, a arteriopatia de transplante, a trombose, a trombólise e a hemorragia e aborda técnicas para avaliar o desenvolvimento vascular durante a embriogénese.

Couffinhal *et al.*, (1998)[115] relataram o desenvolvimento de um modelo de rato para a angiogénese, particularmente para a isquemia dos membros posteriores.

Auerbach *et al.*, (2003)[116] descreveram os principais métodos atualmente utilizados: os ensaios in vivo do tampão de Matrigel e da neovascularização da córnea, o ensaio in vivo/in vitro da membrana corioalantóica de galinha (CAM) e os ensaios in vitro celulares (proliferação, migração, formação de tubos) e organotípicos (anel aórtico). Incluíram a descrição de dois novos métodos, o ensaio do arco aórtico do pinto e o ensaio da esponja de Matrigel. Os testes in vitro são considerados como fornecendo informações iniciais, sujeitas a confirmação por ensaios in vivo.

Palanker *et al.*, (2004)[117] referiram a membrana corioalantóica de pinto (CAM) como um sistema modelo para estudar o desenvolvimento, o comportamento do cancro, as propriedades dos biomateriais, a angiogénese e a terapia fotodinâmica. Propuseram várias novas aplicações para a CAM no estudo da retina e da sua vasculatura no que respeita a intervenções microcirúrgicas.

Descreveram as caraterísticas anatómicas do CAM e alguns dos tipos de intervenções microcirúrgicas que podem ser testadas no mesmo.

Ucuzian *et al.*, (2007)[118] relataram modelos clinicamente relevantes de angiogénese em vi tro que são cruciais para a compreensão dos processos angiogénicos e dos avanços feitos no desenvolvimento destes modelos

Veeramani *et al.*, (2010)[119] referiram as vantagens e desvantagens da avaliação da angiogénese utilizando sistemas de ensaio in vivo, in vitro e de cultura de órgãos.

Laschke *et al.*, (2011)[120] relataram um modelo experimental sofisticado, denominado Dorsal Skin Fold Model, que se revelou extremamente valioso para a análise sistemática *in vivo* da interação dinâmica de pequenos implantes de biomateriais com o tecido hospedeiro circundante em ratos, hamsters e ratinhos. Através de microscopia de fluorescência intra-vital, este modelo crónico permite análises repetidas de vários mecanismos celulares, moleculares e microvasculares, que estão envolvidos na resposta inflamatória e angiogénica precoce do tecido hospedeiro aos biomateriais.

Baron *et al.*, (2011)[121] referiram que a utilização de pseudo-órgãos e células tumorais marcados com fluorescência permite a análise IVM e proporciona acesso em tempo real ao desenvolvimento de tumores que se assemelham muito à doença real. O modelo de câmara de prega cutânea dorsal pode ser utilizado para testar terapêuticas e para obter imagens do desenvolvimento tumoral e das interações estroma-tumor.

CAPÍTULO 3. FUNDAMENTAÇÃO E OBJECTIVO

3.1 JUSTIFICATIVA

❖ A partir da literatura, verificou-se que a angiogénese desempenha um papel importante na sobrevivência das células proliferativas que se multiplicam rapidamente.

❖ Alguns estudos referem que as flavonas exercem efeitos anti-angiogénicos inibindo a proliferação e a migração das células endoteliais: células importantes necessárias para a formação de novos vasos sanguíneos, bem como através da regulação negativa da expressão do ARNm do VEGF.

❖ As terapias anti-angiogénicas atualmente aprovadas que inibem o VEGF podem ser utilizadas para doenças oftálmicas como a retinopatia diabética, distúrbios menstruais, hemangiomas, etc.

❖ O flavonoide selecionado QUERCETINA inibe a proliferação e a migração das células musculares lisas da aorta, inibe a agregação plaquetária, melhora a saúde do endotélio e protege as células endoteliais vasculares contra os insultos oxidativos e pró-inflamatórios provocados por células cancerosas estranhas.

❖ A quercetina é um bioflavonoide comum encontrado em muitos frutos e plantas com propriedades antiulcerosas, antioxidantes e anticancerígenas.

❖ Estudos revelaram o efeito protetor da quercetina na psoríase e no sarcoma de Kaposi. Inibe a expressão do indutor angiogénico IL-8.

❖ No entanto, de acordo com a revisão da literatura sobre a quercetina, não obtivemos quaisquer resultados sobre a sua eficácia nos modelos experimentais pré-clínicos de angiogénese, exceto alguns relatórios *in vitro*.

3.2 OBJECTIVO

Com base nas conclusões acima referidas, o objetivo da investigação é o seguinte

❖ Enumerar a utilização de um derivado de 3-hidroxi flavona (quercetina) na inibição da angiogénese.

❖ Para comprovar a sua eficácia anti-angiogénica em vários modelos angiogénicos *in-vitro* e *in-vivo*, ou seja, ensaio em câmara de pregas cutâneas dorsais em ratos albinos wistar, ensaio em arco aórtico de galinha, ensaio em membrana corioalantóica de galinha, etc.

❖ Isto pode projetar a quercetina para desempenhar um papel importante na quimioterapia do cancro com propriedades anti-angiogénicas sinergéticas.

CAPÍTULO 4. PLANO DE TRABALHO

4.1 Seleção de flavonóides

4.2 Seleção de modelos experimentais pré-clínicos para avaliação da angiogénese.

4.3 Concentração e d seleção da dose de flavonoide para tratamento (com base na literatura)

- Quercetina: 10μg/ml, 50μg/ml e 100μg/ml para o Ensaio da Membrana Corioalantóica (CAM) de Pintinho e para o Ensaio da Câmara de Dobra Cutânea Dorsal
- Dose: 20μl/aplicação tópica para o ensaio CAM

4.4 Ensaio CAM

4.4.1 Indução de Angiogénese em ovos por Incubação a 37°C durante 9 Dias

4.4.2 Ovos em janela no $^{10°}$ dia

4.4.3 Tratamento com medicamento (aplicação tópica) e reincubação durante 2 dias

4.4.4 Os parâmetros angiogénicos foram estimados utilizando o Microscópio Digital (Lieca DME):

- N.º de navios
- Comprimento e largura dos navios
- Tamanho e junções dos complexos tubulares

4.4.6 Compilação de dados e análise estatística

4.5 Ensaio em câmara de pregas cutâneas dorsais

4.5.1 Os ratos albinos Wistar foram rapados

4.5.2 Implantação de molduras experimentais simétricas nas pregas cutâneas de ratos

4.5.3 Os vasos foram expostos através de procedimentos cirúrgicos

4.5.4 Tratamento com medicamento (aplicação tópica)

4.5.5 As alterações na vascularização foram estudadas utilizando o IVM

4.5.6 Compilação de dados e análise estatística

4.6 Ensaio no Arco Aórtico de Pintinho

4.6.1 O embrião de pinto com 18 dias de idade foi dissecado e a aorta foi exposta

4.6.2 Os anéis da aorta foram feitos na presença de meio essencial mínimo (MEM)

4.6.3 Os anéis foram embebidos em gel de colagénio e suplementados com MEM contendo 10% de soro fetal de bovino com amostras de ensaio (1ug/ml), padrão (100 nM) e solvente

4.6.4 As placas foram incubadas a 37°C numa estufa de CO_2 durante 2 dias.

4.6.5 A contagem dos arcos foi efectuada com um micrómetro de fase ligado a um microscópio estéreo com zoom

4.6.6 Compilação de dados e análise estatística

4.7 Resultados e discussões

4.8 Conclusão

4.9 Âmbito futuro do trabalho

CAPÍTULO 5. TRABALHO EXPERIMENTAL

5.1 ENSAIO DA MEMBRANA CORIOALANTÓICA DO PINTO (CAM)

5.1.1 MATERIAIS E MÉTODOS

5.1.1.1 Ovos

Os ovos foram mantidos na incubadora em tinas de vidro cobertas com uma cama de algodão, para os proteger de quaisquer danos. Estes ovos foram eliminados antes dos 19 dias, pelo que não foi necessário um protocolo animal exaustivo para este ensaio. [122]

5.1.1.2 Produtos químicos

- Etanol (Sigma Aldrich, Índia)
- Quercetina (Sigma Aldrich, Índia)
- Dimetilsulfóxido (Sigma Aldrich Índia)
- Tampão de fosfato Salino
  - Cloreto de sódio (Sigma Aldrich, Índia)
  - Cloreto de potássio (Sigma Aldrich, Índia)
  - Hidrogenofosfato dissódico (Sigma Aldrich, Índia)
  - Di-hidrogenofosfato de potássio (Sigma Aldrich, Índia)

5.1.1.3 Instrumentos e outros materiais utilizados

- Microscópio digital (Lieca DME) com Canon Utilities Zoom Browser Ex Versão 5.0
- Microscópio Trinocular Olympus
- Medidor de pH (µ pH SYSTEM 361, SYSTRONICS)
- Escorregamento da tampa de vidro
- Balança eletrónica (AB265-S, METTLER TOLEDO)
- Máquina fotográfica digital (Canon Cybershot 10 Megapixel com zoom de 10 X)
- Incubadora (Hot point, Acme Instruments Co.)
- Fluxo laminar vertical (Klenzaids 4 ft. CONSOLE)
- Instrumentos cirúrgicos
- Micropipetas

5.1.1.4 Preparação da solução de quercetina

Três concentrações individuais (10μg/ml, 50μg/ml, 100μg/ml) do flavonoide selecionado (quercetina) foram preparadas em volume 1:1 de dimetilsulfóxido DMSO e álcool etílico EtOH. [107] Estas concentrações da solução de teste foram aplicadas em ensaios sempre que necessário. O efeito da administração tópica da quercetina foi avaliado utilizando o tampão fosfato salino (PBS) como controlo.

5.1.1.5 Preparação do tampão fosfato salino[123]

O PBS foi sempre preparado imediatamente antes da utilização, dissolvendo todos os reagentes secos (8 gm de NaCl, 0,2 gm de KCl, 1,44 gm de $Na_2 HPO_4$ e 0,24 gm de KH_2PO_4) em 800 ml de água destilada DW. Em seguida, o pH foi mantido e ajustado para 7,4 usando HCl conc. e depois disso o volume final foi mantido até 1lt, adicionando a quantidade necessária de DW. No final, esta solução foi esterilizada por autoclave.

5.1.2 PROCEDIMENTO

5.1.2.1 Indução de angiogénese por incubação

Os ovos foram mantidos numa incubadora humidificada a 37 °C durante 9 dias para a indução de uma angiogénese adequada. Os ovos foram colocados numa posição horizontal e rodados várias vezes.

5.1.2.2 Janclamento de ovos

No décimo dia de incubação, os ovos foram cuidadosamente limpos e abertos do lado da casca, tendo sido cortadas janelas de 1 cm*1 cm na casca do ovo, que foram retiradas sem danificar as estruturas embrionárias. Em seguida, as janelas foram seladas com uma fita adesiva transparente e os ovos foram novamente colocados na incubadora.

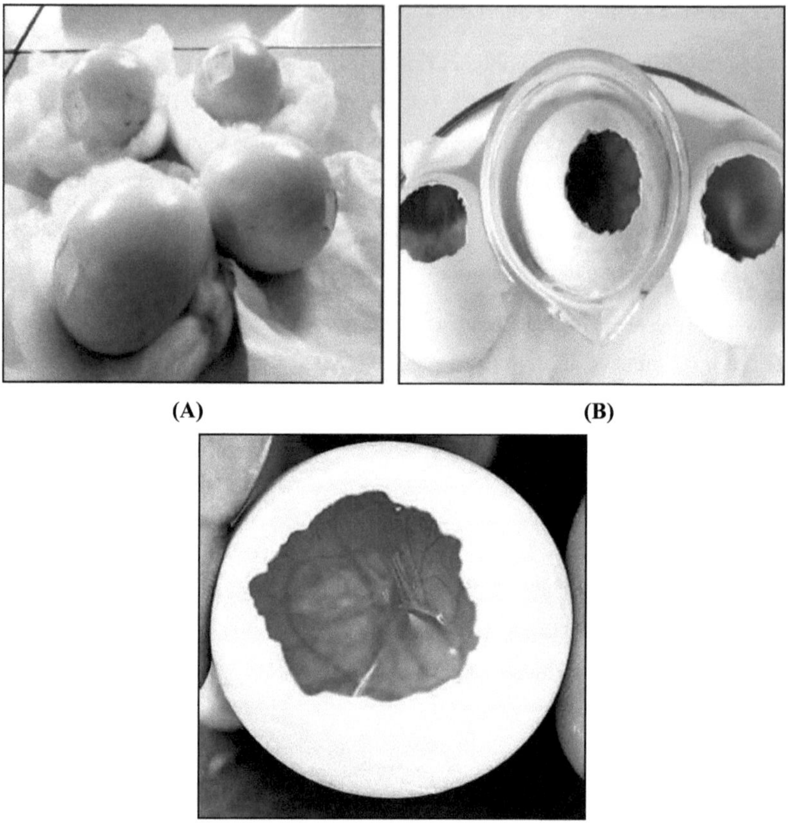

(A) (B)

(C)

Fig. 5.1. Procedimento para a preparação de CAMs. (A) e (B) mostram que as cascas dos ovos foram rachadas e descascadas da região sobre o espaço de ar que existe entre as cascas e o ISM perto de um pólo de os ovos; (C) mostra que o CAM-ISM foi irrigado com solução salina, o que fez com que a dupla camada se tornasse translúcida e permitiu a visualização da vasculatura do CAM e as experiências foram realizadas nesta fase.

5.1.2.3 Protocolo experimental

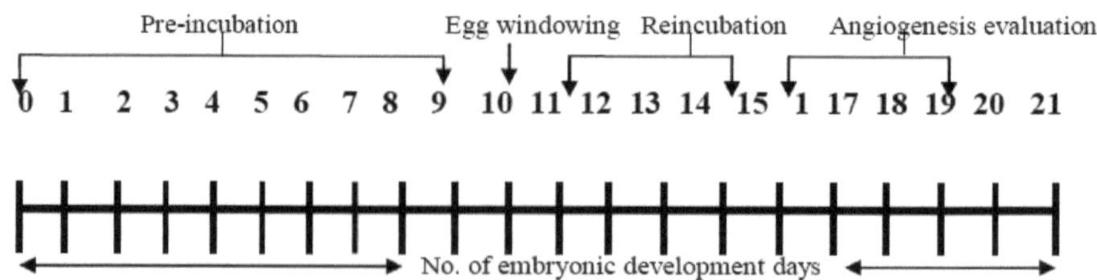

Fig. 5.2. Protocolo experimental do ensaio CAM.

O desenvolvimento dos embriões de pinto dura 21 dias após a incubação a 37° C. Foram feitas janelas na casca após 9 dias de incubação. No 10º dia, os ovos do Grupo de Controlo não foram tratados e apenas foi aplicada uma solução de PBS nas suas CAMs. As CAMs dos ovos do Grupo 1, Grupo 2 e Grupo 3 foram tratadas com 10µg/ml, 50µg/ml e 100µg/ml de concentração de teste de flavona (quercetina), respetivamente.

5.1.2.4 Calendário de tratamento

No 10º dia de incubação, quando os ovos foram abertos, as concentrações individuais de flavonóides selecionados foram aplicadas nas superfícies dos CAM (20µl/aplicação) e deixadas secar em condições de fluxo laminar. Foi utilizada solução salina tamponada com fosfato (PBS) como controlo. Após este procedimento, as janelas foram seladas com fita adesiva e foram reincubadas durante 2 a 3 dias.

Grupo 1: Serviu de controlo normal e os ovos deste grupo não foram tratados, tendo-lhes sido aplicada apenas solução salina tamponada com fosfato.

Grupo 2: Serviu como grupo de ensaio 1 e os ovos deste grupo foram tratados com uma concentração de quercetina (10 µg/ml).

Grupo 3: Serviu como grupo de teste 2 e os ovos deste grupo foram tratados com uma concentração de quercetina (50 µg/ml).

Grupo 4: Serviu como grupo de teste 3 e os ovos deste grupo foram tratados com uma concentração de quercetina (100 µg/ml).

5.1.2.5 Avaliação Microscópica

Após 2 dias de reincubação, as CAM foram colhidas e os vasos foram contados ao microscópio Lieca DME, tendo sido também obtidas imagens das CAM numa Canon Cybershot 10 Megapixel com zoom de 10X.

5.1.2.6 Cálculo para a estimativa da atividade anti-angiogénica

O efeito anti-angiogénico foi expresso como a percentagem de angiogénese utilizando a seguinte equação:

$$\text{Atividade anti-angiogénica (\%)} = 1 - T / C * 100$$

T: Número de vasos sanguíneos observados na CAM tratada com a amostra.

C: Número de vasos sanguíneos observados no CAM tratado com controlo (PBS).

As CAMs foram digitalizadas utilizando o microscópio Lieca DME com o Canon Utilities Zoom Browser Ex versão 5.0.

5.1.2.7 Cálculos estatísticos

Todos os resultados foram expressos como média ± erro padrão da média (SEM). Todos os cálculos estatísticos foram efectuados através de uma análise de variância (ANOVA) de uma via, seguida do teste *t* de Dunnett. Todos os gráficos que representam os resultados foram preparados utilizando o Graphpad Prism 5 (versão experimental).

5.2 CÂMARA DE PREGA CUTÂNEA DORSAL DE ROEDORES

5.2.1 MATERIAIS E MÉTODOS[124]

5.2.1.1 Animais

Foram utilizados neste estudo oito ratos albinos Wistar (250-300 g b.w.) de ambos os sexos. Os animais foram provenientes do Biotério Institucional (Reg. n.º 621/02/ac/CPCSEA) do Birla Institute of Technology, Mesra. Todos os animais foram mantidos em gaiolas de poliacrílico e em condições normais (temperatura ambiente de 24-27° C e humidade de 60-65 % com ciclos de 12:12 de luz: escuridão). A alimentação foi fornecida sob a forma de granulados secos e água *ad-libitum*. Permitiu-se que os animais se aclimatassem às condições laboratoriais durante um mês antes do início da experiência. Todas as experiências que envolvem animais cumprem as normas éticas de manuseamento de animais e foram aprovadas pelo Comité de Ética Animal Institucional (Protocolo n.º PROV/BIT/PH/IAEC/14/2012 de 13.10.2012).

5.1.1.2 Produtos químicos

- Etanol (Sigma Aldrich, Índia)
- Quercetina (Sigma Aldrich, Índia)
- Dimetilsulfóxido DMSO (Sigma Aldrich, Índia)
- Acetona (Sigma Aldrich, Índia)
- Cloreto de sódio (Sigma Aldrich, Índia)
- Acetona (Sigma Aldrich, Índia)

5.1.1.3 Instrumentos e outros materiais utilizados

- Microscópio digital (Lieca DME) com Canon Utilities Zoom Browser Ex Versão 5.0
- Microscópio Trinocular Olympus
- Máquina fotográfica digital (Canon Cybershot 10 Megapixel com zoom de 10 X)
- Medidor de pH (µ pH SYSTEM 361, SYSTRONICS)
- Porcas e braçadeiras
- Estrutura simétrica em aço inoxidável
- Balança eletrónica (AB265-S, METTLER TOLEDO)
- Instrumentos cirúrgicos

- Micropipeta

5.2.1.4 Preparação da solução de quercetina

Foi preparada uma concentração de 100µg/ml da flavona selecionada (quercetina). Esta concentração de solução de teste foi aplicada (20µl/aplicação/dia) nas dobras cutâneas expostas e o seu efeito foi avaliado mantendo a solução salina fisiológica como controlo.

5.2.1.5 Preparação da solução salina fisiológica [125]

A solução fisiológica foi sempre preparada imediatamente antes da utilização, dissolvendo todos os reagentes secos (6,9 gm de NaCl, 0,35 gm de KCl, 0,28 gm de CaCh, 1,28 gm de $MgSO_4$, 2,1 gm de $NaHCO_3$ 0,16 gm de KH_2PO_4 e 2 gm de glucose em 800 ml de água destilada. Depois disso, o volume final foi mantido até 1lt, adicionando a quantidade necessária de água destilada.

5.2.2 PROCEDIMENTO

5.2.2.1 Preparação da câmara de pregas cutâneas dorsais

Para a preparação da câmara de prega cutânea dorsal, foram utilizados ratos com peso corporal entre 250 e 300 g. O dorso dos ratos anestesiados foi cuidadosamente barbeado e depilado quimicamente, evitando microlesões na pele. Subsequentemente, os dorsos sem pêlos foram limpos com água quente a 37 °C e foi assegurada a remoção completa do creme depilatório, que, de outro modo, poderia induzir irritações inflamatórias. Em seguida, os ratos foram expostos a um spray desinfetante médico.

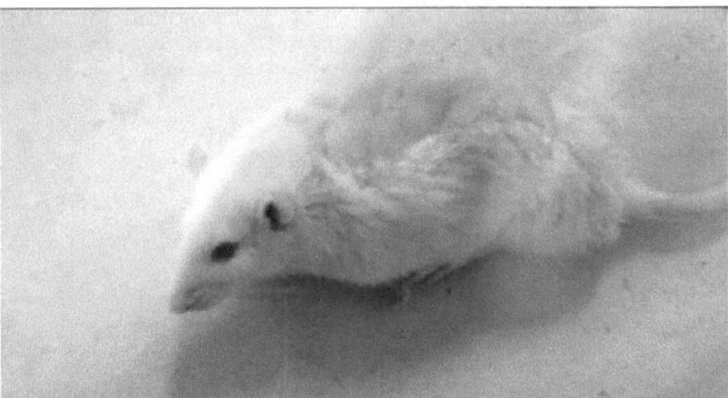

Fig. 5.3. Barba d Rato albino Wistar.

5.2.2.2 Implantação de quadros experimentais simétricos

Os animais foram anestesiados por injeção i.p. de cetamina (100 mg/kg de peso corporal) e diazepam (5 mg/kg de peso corporal). Em seguida, foram implantadas duas armações de titânio simétricas nas pregas cutâneas dorsais estendidas dos ratos, de modo a ensanduichar a dupla camada de pele e, com instrumentos microcirúrgicos, uma camada de pele e subcutâneo com o músculo panículo carnoso, bem como as duas camadas do músculo retrator, foram completamente removidas e a remoção da segunda camada do músculo retrator foi feita cuidadosamente, As restantes camadas (constituídas por músculo estriado da pele, tecido subcutâneo e pele in) foram incorporadas em estruturas de aço inoxidável com a ajuda de suturas não absorvíveis, agulhas, porcas e parafusos de aço.

Durante todo o procedimento de implantação da câmara, o campo de operação foi mantido húmido com soro fisiológico a 37 °C para evitar a secagem do tecido. Após a preparação, os ratos foram deixados a recuperar da anestesia e da cirurgia durante, pelo menos, 2-4 horas.

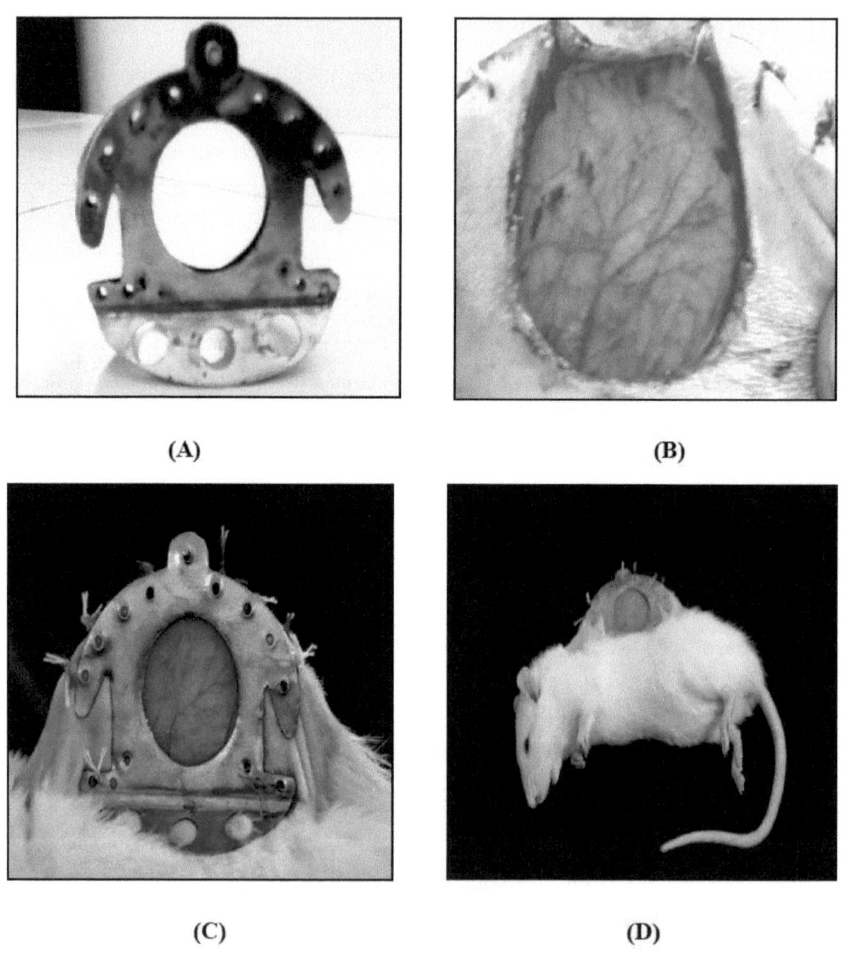

(A) (B)

(C) (D)

Fig. 5.4. Requisitos para o ensaio em câmara de prega cutânea dorsal (A): Câmaras de janela constituídas por duas estruturas experimentais simétricas para inserção na prega cutânea dorsal do rato (B-C): Preparação gradual de uma câmara de pregas cutâneas num rato anestesiado (D): Animal equipado com uma estrutura experimental simétrica.

5.2.2.3 Calendário de tratamento

Assim que os ratos recuperaram da anestesia, a parte exposta das pregas cutâneas dos ratos do grupo de controlo e do grupo de ensaio foi tratada com soro fisiológico e com uma concentração específica (100qg/ml) de flavona (quercetina). A solução de teste foi aplicada topicamente na janela duas vezes por dia. Após este tratamento, os ratos foram submetidos a microscopia digital para avaliação e apreciação dos parâmetros angiogénicos, como o número de vasos sanguíneos, o comprimento dos vasos e o diâmetro dos vasos.

5.2.2.4 Avaliação Microscópica

Para a microscopia, os ratos foram novamente imobilizados por anestesia esia e as preparações de pregas cutâneas dorsais foram fixadas na platina microscópica do microscópio Lieca DME. As imagens microscópicas foram registadas pela Canon Cybershot 10 Megapixel com zoom de 10 X.

5.2.2.5 Cálculos estatísticos

Todos os resultados foram expressos como média ± erro padrão da média (SEM). Todos os cálculos estatísticos foram efectuados através de testes *t* emparelhados. Todos os gráficos que representam os resultados foram preparados utilizando o Graphpad Prism 5 (versão experimental).

5.3 ENSAIO DO ARCO AÓRTICO DE PINTO

5.3.1 MATERIAIS E MÉTODOS[126]

5.3.1.1 Embriões de pintainho

Os ovos foram incubados durante 12-18 dias a 37°C. Estes dias foram escolhidos com base no tamanho ótimo e na facilidade de manuseamento.

5.3.1.2 Médio

Foi utilizado o meio essencial mínimo MEM contendo 10% de soro fetal bovino FBS (Life Technologies, Invitrogen).

5.3.1.3 Vasos de cultura

Foram utilizadas placas de cultura de tecidos padrão de 4 poços, uma vez que tinham um tamanho útil para manuseamento, incubação, fotografia e fixação.

5.3.2.4 Protocolo experimental

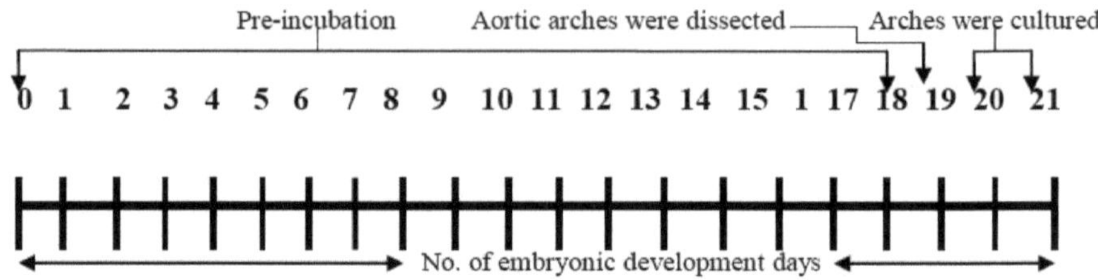

Fig. 5.5. Protocolo Experimental do Ensaio do Arco Aórtico de Pintinho

O desenvolvimento do embrião de pinto dura 21 dias após a incubação a 37° C. Após 17 dias de incubação. No 18° dia, os arcos aórticos foram dissecados e cortados em anéis. Estes anéis foram colocados em MEM e novamente reincubados durante 2 dias.

5.3.1.4 Calendário de tratamento

Grupo 1: Serviu de controlo normal e os arcos aórticos germinados de pinto foram mantidos sem tratamento.

Grupo 2: Serviram como padrão e os arcos aórticos germinados de pinto foram tratados com Doxorrubicina.

Grupo 3: Serviu como grupo de teste e os arcos aórticos germinados de pinto foram tratados com a dose de teste (1μg/ml) de solução de quercetina preparada com DMSO.

5.3.2 PROCEDIMENTO

5.3.2.1 Preparação da cultura

O embrião de pinto de 18 dias foi dissecado e o seu coração e arcos aórticos foram expostos. Estes arcos aórticos foram cortados em anéis e estes anéis foram feitos na presença de meio essencial mínimo (MEM). Os anéis foram então embebidos em gel de colagénio contido em placas de cultura e suplementados com MEM contendo 10% de soro fetal bovino com amostras de teste (1pg/ml) que foram preparadas misturando flavona com DMSO, padrão 100 nM e solvente .

5.3.2.2 Incubação

As placas de cultura foram incubadas a 37°C numa estufa de CO_2 durante 2 dias e os arcos foram deixados a crescer.

5.3.2.3 Avaliação Microscópica

Após a incubação, os arcos crescidos foram contados utilizando um micrómetro de fase ligado a um microscópio estéreo com zoom.

5.3.2.4 Cálculos estatísticos

Todos os resultados foram expressos como média ± erro padrão da média (SEM). Todos os cálculos estatísticos foram efectuados através de uma análise de variância (ANOVA) de uma via, seguida do teste *t* de Dunnett. Todos os gráficos que representam os resultados foram preparados utilizando o Graphpad Prism 5 (versão experimental).

CAPÍTULO 6. RESULTADOS E DISCUSSÃO

6.1 Ensaio CAM

6.1.1 Número de vasos sanguíneos por área de CAMs e o efeito anti-angiogénico do tratamento com quercetina o observado sobre eles em diferentes grupos experimentais

Houve uma diminuição significativa ($p<0,05$) no número de vasos sanguíneos entre o ctrl e o grupo 1 (10μg/ml). Também se registou uma diminuição significativa ($p<0,01$) no n.º de vasos sanguíneos entre o ctrl e o grupo 2 (50μg/ml) e o grupo 3 (100μg/ml). Do mesmo modo, quando a atividade anti-angiogénica do grupopl foi comparada com a do grupo ctrl, que tinha uma atividade anti-angiogénica quase insignificante, observou-se um aumento significativo ($p<0,05$) do efeito anti-angiogénico. Quando o grupo 2 e o grupo 3 foram comparados com o grupo ctrl, verificou-se um aumento significativo da atividade inibidora da angiogénese ($p<0,01$), mas a atividade foi maior no grupo 3 do que no grupo 2. Estas variações no número de vasos e na atividade anti-angiogénica foram representadas graficamente nas figuras 6.1 e 6.2, respetivamente.

Tabela 6.1. N.º de vasos sanguíneos por área de CAM e o efeito anti-angiogénico do tratamento com quercetina observado sobre eles em diferentes grupos experimentais

Sr. No	Groups	No. of blood vessels	Anti-angiogenic activity (%)
1	Control(PBS) Group	3.50 ± 0.428	00.50 ± 0.22
2	(Group 1) 10μg/ml	2.50 ± 0.224*	27.77 ± 6.69*
3	(Group 2) 50μg/ml	2.00 ± 0.365**	47.77 ± 4.46**
4	(Group 3) 100μg/ml	1.33 ± 0.211**	63.74 ± 6.61**

Cada valor representa a média ± S.E.M (n=4)

*representa significância ($p<0,05$) para o grupo de teste1 em relação ao grupo de controlo;

**representa significância ($p<0,01$) para o grupo de teste 1 e o grupo 2 em relação ao grupo de controlo.

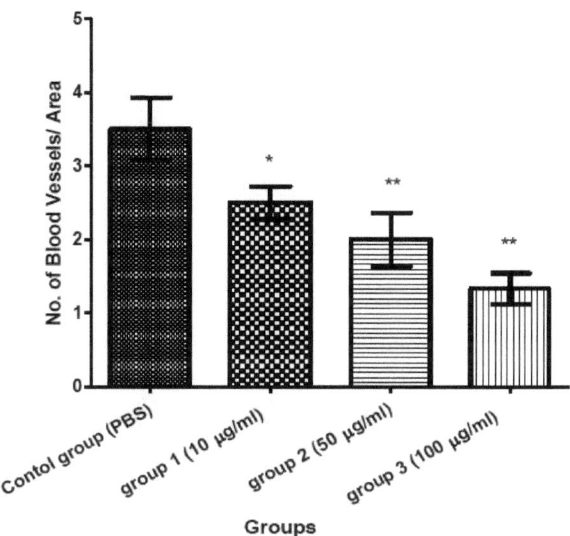

Fig. 6.1. Efeito do tratamento com quercetina no número de vasos sanguíneos por área de CAMs de diferentes grupos experimentais

*representa significância (p<0,05) para o grupo de teste1 em relação ao grupo de controlo;

**representa significância (p<0,01) para o grupo de teste 1 e o grupo 2 em relação ao grupo de controlo.

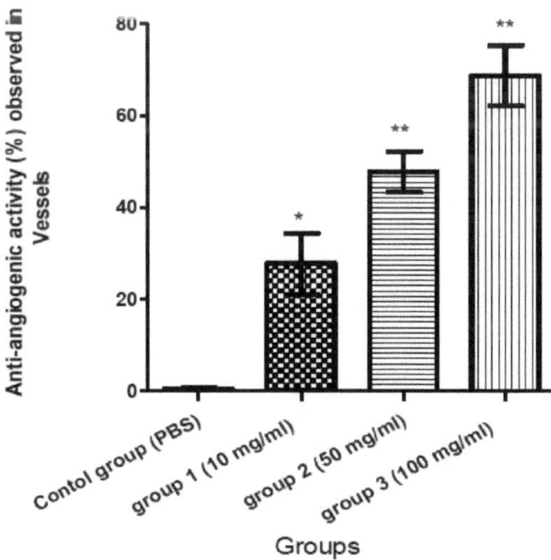

Fig. 6.2. Efeito anti-angiogénico do tratamento com quercetina observado nos vasos sanguíneos por área de CAMs de diferentes grupos experimentais

*representa significância (p<0,05) para o grupo de teste1 em relação ao grupo de controlo;

**representa significância ($p<0{,}01$) para o grupo de teste 1 e o grupo 2 em relação ao grupo de controlo.

6.1.2 Número de ramos de vasos por área de CAMs e efeito anti-angiogénico do tratamento com quercetina observado nos diferentes grupos experimentais

Houve uma diminuição significativa ($p<0{,}05$) no n.º de ramos de vasos entre o ctrl e o grupo 1 (10μg/ml). Houve também uma diminuição significativa ($p<0{,}01$) no número de ramos de vasos sanguíneos entre o grupo ctrl e o grupo 2 (50μg/ml) e quando o grupo 3 (100pg/ml) foi comparado com o grupo ctrl, houve uma diminuição significativa ($p<0{,}001$) no número de ramos. Quando a atividade anti-angiogénica do grupopl foi comparada com a do grupo ctrl, que tinha uma atividade anti-angiogénica quase insignificante, observou-se um aumento significativo ($p<0{,}05$). Quando o grupo 2 foi comparado com o grupo ctrl, observou-se um aumento significativo ($p<0{,}01$) da atividade inibidora da angiogénese. Quando o grupo 3 foi comparado com o grupo ctrl, observou-se um aumento significativo ($p<0{,}001$) da atividade anti-angiogénica. Estas variações no número de ramos de vasos e na atividade anti-angiogénica foram representadas graficamente nas figuras 6.3 e 6.4, respetivamente.

Tabela 6.2. Efeito do tratamento com quercetina no número de ramos de vasos por área de CAMs e na atividade antiangiogénica observada nos mesmos em diferentes grupos experimentais

Sr. No	Groups	No. of vessels branches	Anti-angiogenic activity (%)
1	Control Group	21.66 ± 0.88	01.60 ± 0.42
2	10μg/ml (Group 1)	$13.74 \pm 1.11^{*}$	$20.51 \pm 4.85^{*}$
3	50μg/ml (Group 2)	$11.16 \pm 0.83^{**}$	$38.33 \pm 4.71^{**}$
4	100μg/ml (Group 3)	$06.83 \pm 0.94^{***}$	$65.79 \pm 3.90^{***}$

Cada valor representa a média ± S.E.M (n=4)

*representa significância ($p<0{,}05$) para o grupo de teste1 em relação ao grupo de controlo;

**representa significância ($p<0{,}001$) para o grupo de teste2 em relação ao grupo de controlo;

***representa significância ($p<0{,}001$) para o grupo de teste3 em relação ao grupo de controlo.

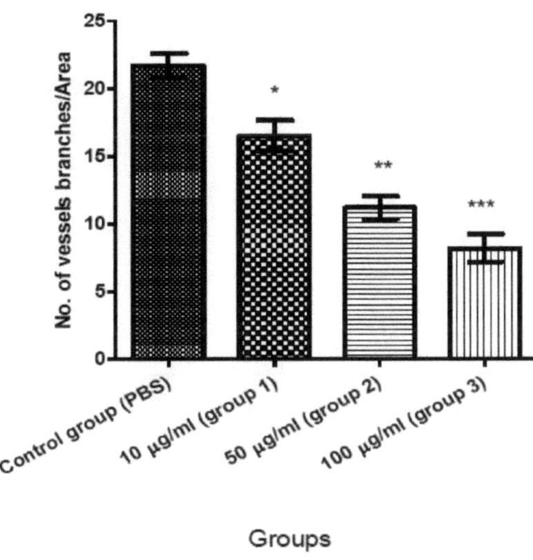

Fig. 6.3. Efeito do tratamento com quercetina no número de ramos de vasos por área de CAMs de diferentes grupos experimentais

*representa significância ($p<0,05$) para o grupo de teste 1 em relação ao grupo de controlo;

**representa significância ($p<0,001$) para o grupo de teste2 em relação ao grupo de controlo;

***representa significância ($p<0,001$) para o grupo de teste3 em relação ao grupo de controlo.

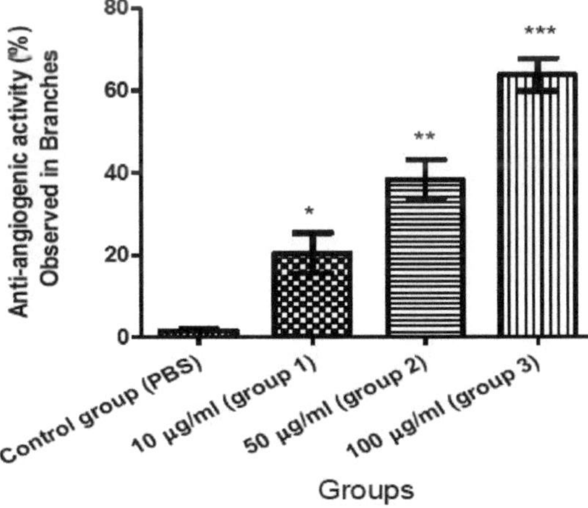

Fig. 6.4. Efeito anti-angiogénico do tratamento com quercetina observado nos ramos de vasos por área de CAMs de diferentes grupos experimentais

*representa significância ($p<0,05$) para o grupo de teste 1 em relação ao grupo de controlo;

**representa significância ($p<0,001$) para o grupo de teste2 em relação ao grupo de controlo;

***representa significância ($p<0,001$) para o grupo de teste3 em relação ao grupo de controlo.

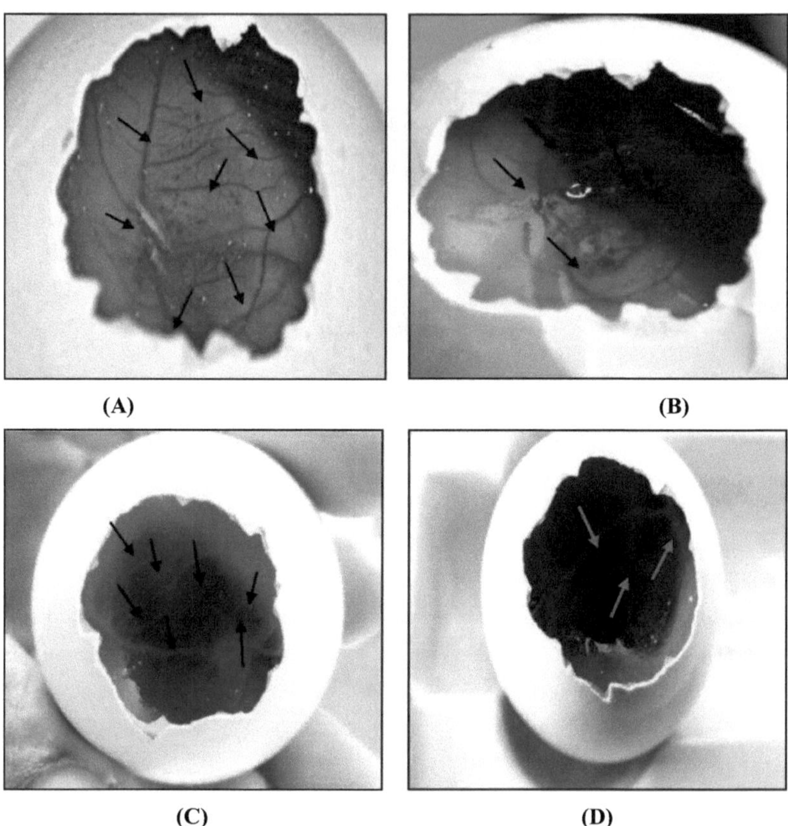

Fig.6.5. Janelas de ensaio CAM expostas, (A), (C) mostrando a vascularização já ocorrida antes do tratamento e (D), (E) mostrando a diminuição da vascularização após o tratamento com quercetina.

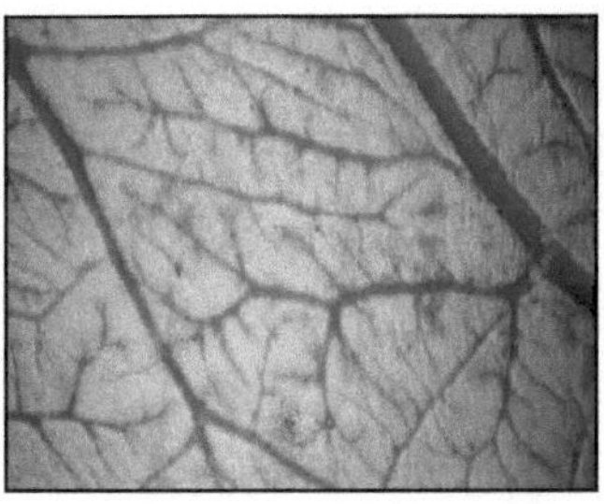

Control group (Phosphate Buffer Saline)

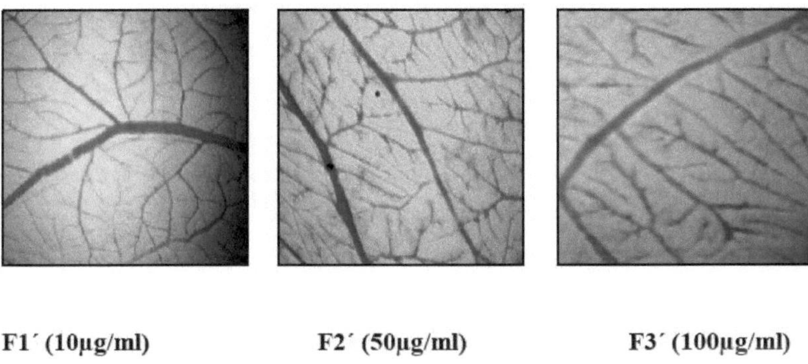

F1´ (10µg/ml) F2´ (50µg/ml) F3´ (100µg/ml)

Fig.6.6. Imagens dos CAMs quando foram expostos a diferentes concentrações de iões (10µg/ml, 50µg/ml, 100µg/ml) da flavona Quercetina. F': representa os CAMs 2 dias após o tratamento. As imagens das CAM foram captadas utilizando o microscópio Lieca DME com uma câmara CCD acoplada (Canon Cybershot 10 Megapixel com zoom de 10X) e um software de captura de imagens (Canon Utilities Zoom Browser Ex Versão 5.0).

6.2 ENSAIO EM CÂMARA DE PREGA CUTÂNEA DORSAL

6.2.1 Número e diâmetro dos vasos observados na janela da câmara de pregas cutâneas dos grupos de controlo e de teste durante 5 dias de tratamento.

Não houve diferença significativa ($p>0,05$) no número de vasos e no diâmetro dos vasos entre o grupo ctrl (solução salina fisiológica) e o grupo de teste (quercetina) nos primeiros quatro dias de tratamento. Mas no 5.°dia, quando o N.º de vasos entre o grupo ctrl e o grupo de teste foi comparado, observou-se uma diminuição significativa ($p<0,05$). Da mesma forma, no 5° dia, quando o diâmetro dos vasos entre o grupo ctrl e o grupo de teste foi comparado, observou-se uma diminuição significativa ($p<0,01$). Estas variações no número e no diâmetro dos vasos foram representadas graficamente nas figuras 6.7 e 6.8.

Tabela 6.3. Número e diâmetro dos vasos observados nas janelas da câmara de pregas cutâneas do dos grupos de controlo e de teste durante 5 dias de tratamento

Day	Group	No. of blood vessels	Vessels Diameter (µm)
1	Control	120.00 ± 4.34	42.05 ± 1.07
	Test	114.25 ± 2.50	41.10 ± 2.21
2	Control	119.50 ± 4.51	42.05 ± 1.15
	Test	113.50 ± 7.85 ^{ns}	41.10 ± 2.21 ^{ns}
3	Control	117.50 ± 4.73	40.62 ± 6.08
	Test	116.50 ± 7.96 ^{ns}	37.25 ± 1.93 ^{ns}
4	Control	116.25 ± 5.51	39.25 ± 0.85
	Test	101.00 ± 7.38 ^{ns}	30.25 ± 3.52 ^{ns}
5	Control	113.00 ± 5.14	38.75 ± 0.62
	Test	81.50 ± 4.83*	22.00 ± 2.97**

Cada valor representa a média ± S.E.M (n=4)

^{ns}representa a não significância (p>0,05) para o grupo de teste em relação ao grupo de controlo;

*representa significância (p<0,05) para o grupo de teste em relação ao grupo de controlo;

**representa significância (p<0,01) para o grupo de teste em relação ao grupo de controlo.

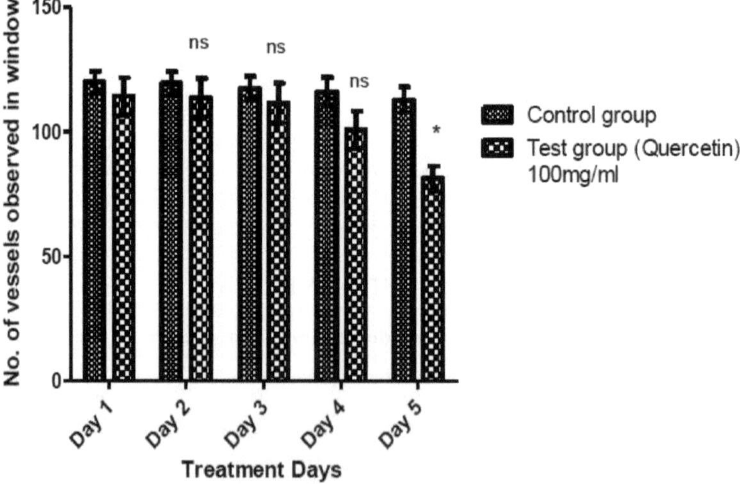

Fig. 6.7. Número de vasos observados nas janelas da câmara de pregas cutâneas dos grupos de controlo e de teste durante 5 dias de tratamento.

^{ns}representa a não significância (p>0,05) para o grupo de teste em relação ao grupo de controlo;

*representa significância (p<0,05) para o grupo de teste em relação ao grupo de controlo;

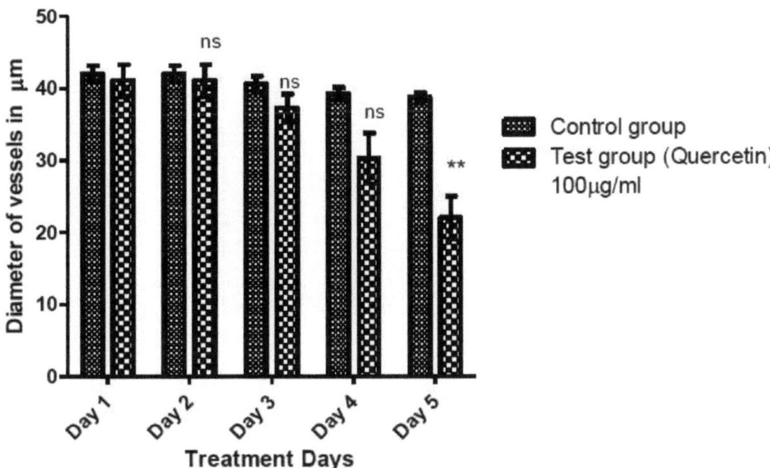

Fig. 6.8. Número de diâmetros dos vasos observados nas janelas da câmara de pregas cutâneas dos grupos de controlo e de teste durante 5 dias de tratamento

[ns]representa não significância ($p<0,05$) para o grupo de teste em relação ao grupo de controlo;

**representa significância ($p<0,01$) para o grupo de teste em relação ao grupo de controlo;

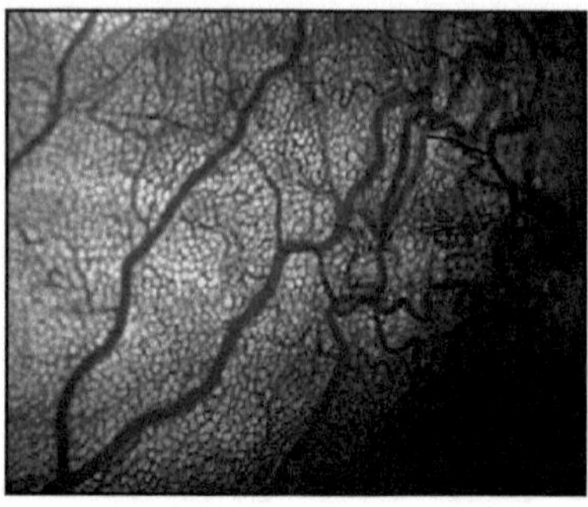

Control (Physiological Salt Solution)

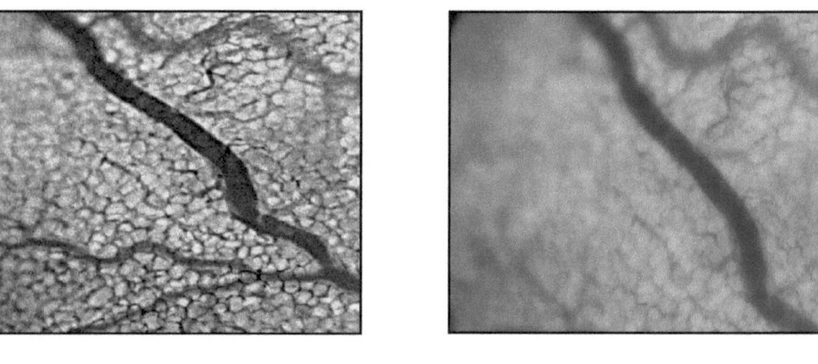

Day 1 Day 5

Fig. 6.9. Imagem que mostra a diminuição da anigiogénese no tecido muscular estriado na câmara da prega cutânea dorsal do rato. As imagens foram captadas utilizando o microscópio Lieca DME com uma câmara CCD (Canon Cybershot 10 Megapixel com 1 0X Zoom) e um software de captura de imagens (Canon Utilities Zoom Browser Ex Versão 5.0)

6.3. ENSAIO EM ARCO AÓRTICO DE PINTO

6.3.1 Comprimento médio do arco aórtico do pinto em diferentes grupos experimentais

Registou-se uma diminuição significativa ($p<0,01$) do comprimento dos arcos aórticos dos pintos entre o grupo ctrl (não tratado) e o grupo de teste (quercetina). Houve uma diminuição significativa ($p<0,001$) no comprimento dos arcos aórticos dos pintos entre o grupo ctrl e o grupo padrão. Mas quando o grupo padrão foi comparado com o grupo de teste, houve uma diminuição não significativa ($p>0,05$) nos comprimentos do arco aórtico. Estas variações nos comprimentos dos arcos aórticos dos pintos foram representadas graficamente na figura 6.10.

Tabela 6.4. Comprimentos médios dos arcos aórticos de pintos observados nos diferentes grupos experimentais

Sr. No	Groups	Arch Lengths in micro meter			Average Arches Lengths
1	Untreated Control	150	140	130	140 ± 05.77
2	Standard (Doxorubicin)	50	70	30	50 ± 11.47***
3	Test solution (Quercetin)	80	70	60	70 ± 05.77**

Cada valor representa a média ± S.E.M (n=3)

**representa significância (p<0,01) para o grupo de teste em relação ao grupo de controlo;

***representa significância (p<0,001) para o grupo padrão em relação ao grupo de controlo.

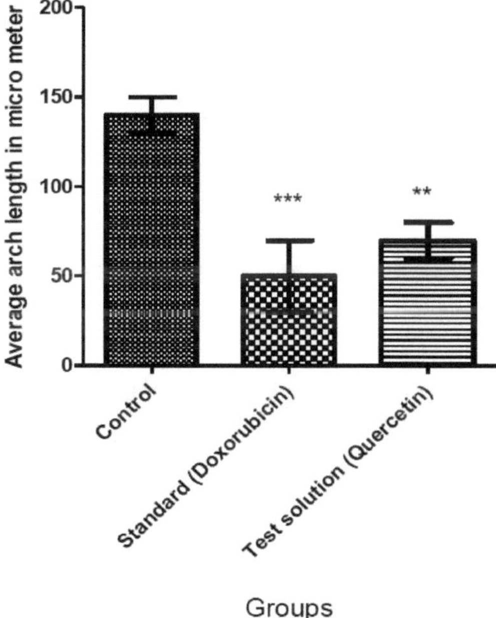

Fig.6.10. Comprimentos médios dos arcos aórticos de pintinhos observados nos diferentes grupos experimentais

**representa significância (p<0,01) para o grupo de teste em relação ao grupo de controlo;

***representa significância (p<0,001) para o grupo padrão em relação ao grupo de controlo.

CAPÍTULO 7. DEBATE

A seleção do modelo pré-clínico entre os vários foi feita após uma longa pesquisa bibliográfica. Numa tentativa de identificar a adequação de um derivado de 3-hidroxi flavona para contribuir para o efeito preventivo bem documentado das flavonas na angiogénese, os nossos resultados demonstram a eficácia da quercetina como um agente anti-angiogénico promissor. Ao descrever o possível mecanismo da anti-angiogénese, foi referido que as flavonas exercem os efeitos anti-angiogénicos inibindo a proliferação e a migração das células endoteliais: células importantes necessárias para a formação de novos vasos sanguíneos, bem como através da regulação negativa da expressão do ARNm do VEGF[107].

O desenvolvimento de novas terapias anticancerígenas requer a utilização de modelos pré-clínicos para avaliar o seu efeito na angiogénese. Entre estes, o mais simples é o modelo de ensaio CAM *in vivo*. No entanto, este modelo não reflecte a complexidade do ambiente tumoral real e provavelmente sobrestima a eficácia antitumoral dos agentes oncolíticos. O ensaio CAM é rápido, fácil de manusear e menos dispendioso do que o modelo em roedores, uma vez que os únicos materiais necessários são uma incubadora humidificada e um laboratório bem equipado. No entanto, o modelo CAM só pode reduzir a utilização de experiências com animais, mas não os substituirá na avaliação pré-clínica completa dos agentes anticancerígenos[122].

O perfil das actividades anti-angiogénicas dependentes da concentração do tratamento com flavona quercetina no n.º de vasos e ramos de vasos utilizando o modelo de ensaio CAM foi resumido nas Tabelas 6.1 e 6.2. Todas as concentrações de teste de flavonas (derivado 3-hidroxi, ou seja, quercetina) foram consideradas anti-angiogénicas em estudos de ensaio CAM. No grupo 3, na concentração mais elevada (100gg/ml) de flavona, verificou-se uma perda mais apreciável e significativa do número de vasos sanguíneos em comparação com o controlo. Assim, este grupo apresentou a percentagem mais elevada (>60%) de eficácia anti-angiogénica. Os grupos up 1 e 2 também apresentaram uma perda significativa do número de vasos em comparação com o controlo, mas a atividade anti-angiogénica foi inferior à do grupo 3.

Do mesmo modo, a Tabela 6.2 mostra o número de ramos dos vasos, bem como a atividade anti-angiogénica da flavona sobre eles nos grupos de controlo normais e nos grupos experimentais de ratos. No grupo de terra do grupo 2, houve uma diminuição significativa do número de ramos de vasos quando comparado com o grupo de controlo, mas as actividades de inibição da angiogénese foram menores. No grupo 3, com a concentração mais elevada de flavona, foi observada a perda mais significativa do número de ramos dos vasos. Assim, este grupo apresentou a percentagem mais elevada de atividade anti-angiogénica. A verdadeira razão por detrás destes resultados não é clara, mas pode dever-se à inibição de factores de crescimento que, em última análise, impedem o crescimento de novos vasos. Também se observou que os ramos foram os primeiros a desaparecer do que os vasos principais. A partir dos resultados acima referidos, observámos que a exposição das CAM à quercetina levou a uma redução da vascularização dependente da concentração. Este facto pode ser indicativo da inibição da proliferação e migração de células endoteliais através da supressão de EGFs, VGFs, IL-1 e ciclina D.[44]

A câmara da janela dorsal de roedores é um modelo in vivo que tem sido uma técnica valiosa no estudo da microvasculatura nos últimos trinta anos. O conceito da câmara da janela dorsal foi descrito pela primeira vez em 1943. As primeiras iterações da câmara de janela dorsal foram descritas em ratos e consistiam num segmento de pele dorsal fixado entre duas armações simétricas. Uma espessura total da pele da prega cutânea era removida, expondo a microvasculatura no lado fascial da espessura total da pele oposta. A câmara de janela dorsal tem encontrado utilidade em muitas aplicações de investigação biomédica, nomeadamente em estudos de angiogénese e progressão tumoral, na avaliação de terapias biomoleculares direcionadas para a microvasculatura e na avaliação da destruição criocirúrgica do cancro da próstata humano[124].

A tabela no. 6.3 mostra o número e o diâmetro dos vasos entre o grupo de controlo (Solução Fisiológica) e o grupo de teste (Quercetina) observados durante 5 dias de tratamento com flavona. A diminuição do número e do diâmetro dos vasos reflecte a eficácia anti-angiogénica da quercetina. No entanto, o mecanismo por detrás desta atividade não é claro, mas através de uma pesquisa bibliográfica descobrimos que isto pode dever-se ao aumento da produção de matriz extracelular devido ao aumento da atividade do TGF-β e da endoglina.[12]

O ensaio do arco aórtico do pinto representa uma modificação importante do ensaio do anel aórtico do rato, originalmente desenvolvido com o objetivo específico de testar a talidomida. O ensaio evita a utilização de animais de laboratório e é rápido, com um tempo de ensaio de 1-3 dias, e pode ser realizado em meio isento de soro.[126] A Tabela 6.4 mostra o comprimento médio dos arcos aórticos nos grupos de controlo, padrão e solução de ensaio. Observou-se uma diminuição significativa dos comprimentos da aorta quando o grupo de controlo foi comparado com o grupo padrão (doxorrubicina) e o grupo de ensaio (quercetina), mas a diminuição dos comprimentos foi mais proeminente e significativa no grupo padrão e quando o comprimento dos arcos aórticos do grupo de ensaio foi comparado com o grupo padrão, obtiveram-se resultados não significativos que mostraram que a eficácia inibidora da angiogénese da quercetina era bastante comparável com a doxorrubicina. Assim, a partir dos resultados acima referidos, observou-se que a quercetina impede o processo de angiogénese e pode ser utilizada como agente anti-angiogénico no futuro. O mecanismo exato que lhe está subjacente ainda é desconhecido, mas, a partir da pesquisa bibliográfica, verificou-se que tal pode dever-se à inibição da proliferação e migração das células musculares lisas da aorta e da agregação plaquetária, juntamente com a inibição da fosforilação da proteína quinase activada por mitogénio. Estes resultados fornecem novos conhecimentos e uma justificação para a potencial utilização da quercetina na prevenção de doenças cardiovasculares[17] e do cancro.

De todos os resultados acima referidos, observou-se que a quercetina parece desempenhar um papel importante na anti-angiogénese. No entanto, o mecanismo exato subjacente ao efeito anti-angiogénico da quercetina não é claro. O possível mecanismo poderia ser o aumento da quantidade de angiopoietinas, receptores TGF-β ou inibição da proteína quinase ou inibição da secreção de metaloproteinases da matriz (MMPs) que quebram a matriz extracelular e tecidual, aumentam a motilidade das células endoteliais e sofrem proliferação celular para fornecer o número necessário de células para os vasos em crescimento.

CAPÍTULO 8. CONCLUSÃO

Os flavonóides são objeto de intensa investigação devido às suas actividades anti-angiogénicas, anti-inflamatórias, antioxidantes e anti-cancerígenas. Observa-se que a utilização de substâncias naturais como os flavonóides t para prevenir, inibir ou reverter a carcinogénese, as doenças coronárias, os distúrbios menstruais e as complicações diabéticas está a ganhar importância, especialmente numa altura em que a utilização de medicina complementar e alternativa e de produtos naturais para a saúde está a aumentar constantemente.

Atualmente, a utilização da quercetina em oncologia representa uma área de interesse desafiante, uma vez que provas científicas notáveis sugerem que os factores dietéticos naturais (como a quercetina) podem inibir o processo de carcinogénese e influenciar eficazmente o risco de cancro nos seres humanos. A investigação *in vitro* demonstrou que a quercetina possui vários mecanismos separados e independentes de ação anticancerígena, como a regulação negativa do gene p53 mutante, a inibição da proliferação e migração das células endoteliais, a inibição das MMP (metaloprotinenases) e a interferência nos processos oxidativos.

A partir dos resultados acima referidos, pode concluir-se que a quercetina pode ser utilizada como agente anti-angiogénico, o que pode ser eficaz no tratamento de complicações diabéticas e de vários tipos de cancro (uma vez que a angiogénese é o passo fundamental para o crescimento do tumor) e pode ser combinada com outros medicamentos anticancerígenos para produzir uma atividade sinérgica.

CAPÍTULO 9. ÂMBITO FUTURO DO TRABALHO

Nos últimos anos, vários medicamentos anti-angiogénicos chegaram à fase de avaliação clínica. Tendo em conta que a terapia anti-angiogénica não visa destruir diretamente as células cancerígenas como os medicamentos quimioterapêuticos, considerou-se útil definir parâmetros clínicos alternativos. Para os ensaios de fase I, isto significa a d efinição da "dose biológica óptima" em vez da "dose máxima tolerável", como determinado para os medicamentos citotóxicos convencionais. Além disso, nos estudos de fase II, a eficácia dos medicamentos anti-angiogénicos deve ser avaliada com base na estabilização da doença a longo prazo, em vez da regressão ou cura do tumor. As provas experimentais sugerem que os agentes anti-angiogénicos devem ser utilizados como fármacos isolados para evitar metástases ou a mudança angiogénica de carcinomas in situ, ao passo que para os doentes com doença avançada, ou seja, tumores de grandes dimensões, é aconselhável administrar compostos anti-angiogénicos em combinação com quimioterapia ou radioterapia.

De acordo com os resultados desta investigação, pode concluir-se que o derivado de 3-hidroxiflavona (quercetina) tem muito potencial na atividade anti-angiogénica juntamente com a sua potente atividade anticancerígena, mas é necessária mais investigação para utilizar este composto na prática clínica e também é obrigatória mais investigação sobre o perfil de segurança e toxicidade da quercetina antes de a avaliar em ensaios clínicos. Isto leva a que os cientistas que trabalham no domínio da investigação anti-angiogénica/anticancerígena utilizem flavonas.

REFERÊNCIAS

1. Risau, W., K, Feri, M, Joe, 1997. Mecanismos de angiogénese. Nature 386, 671-674.

2. Martin, A., Komada, M.R., Sane, D.C., 2003. Angiogénese anormal na diabetes mellitus. Medicinal Research Reviews 23, 117-145.

3. Caduff, J.H., Fischer, L.C., Burri, P.H., 1986. Scanning electron microscope study of the developing microvasculature in the postnatal rat lung. Anatomical Record 216, 154-164.

4. Rubanyi, G.M., 2000. Angiogenesis in health and disease (Angiogénese na saúde e na doença). American Journal of Cancer Research 3, 201-208.

5. Tonnesen, M.G., Feng, X., Clark, R.A., 2005. Angiogénese na cicatrização de feridas. Actas do Simpósio do Journal of Investigating Dermatology 5, 40-46.

6. Laham, R.J., Baim, D.S., 2005. Angiogénese e revascularização direta do miocárdio. American Journal of Cancer Research 3, 114-123.

7. Sturk, C., Dumont, D., Tannock, I.F., Hill, R.P, Bristow, R.G., 2005. Ciência Básica da Oncologia 4, 231-248.

8. Prior, B.M., Yang, H.T., Terjung, R.L., 2004. O que faz os vasos crescerem com o treino de exercício. Journal of Applied Physiology 97, 1119-1128.

9. Akagi, Y., Liu, W., Xie, K., Zebrowski, B., Shaheen, R.M., Ellis, L.M., 1999. Regulation of vascular endothelial growth fator expression in human colon cancer by interleukin-1beta. British Journal of Cancer 80, 1506-1511.

10. Modlich, U., Kaup, F.J., Augustin, H.G., 1998. Angiogénese cíclica e regressão de vasos sanguíneos no ovário. Laboratory Investigation 74, 771-780.

11. Dawson, D.W., Volpert, O.V., Gillis, P., Crawford, S.E., Xu, H., Benedict, W., Bouck, N.P., 1999. Pigment epithelium-derived fator: a potent inhibitor of angiogenesis. Science 285, 245-248.

12. Friedlander, M., Brooks, P.C., Shaffer, R.W., Kincaid, C.M., Varner, J.A., Cheresh, D.A., 1995. Definição de duas vias angiogénicas por integrinas alfa v distintas. Science 270, 1500-1502.

13. Takahashi, K., Mulliken, J.B., Kozakewich, H.P., Rogers, R.A., Folkman, J., Ezekowitz, R.A., 1994. Cellular markers that distinguish the phases of hemangioma during infancy and childhood (Marcadores celulares que distinguem as fases do hemangioma durante a infância). Journal of Clinical Investigation 93, 2357-2364.

14. Folkman, J., 1995. Angiogenesis in cancer, vascular, rheumatoid and other disease Nature Medicine 1, 27-31.

15. Neipel, F., Fleckenstein, B., 1999. O papel do HHV-8 no sarcoma de Kaposi. Seminários em Biologia do Cancro 9, 151-164.

16. Wells, J.A., Murthy, R., Chibber, R., Nunn, A., Molinatti, P.A., Kohner, E.M., Gregor, Z.J., 1996. Levels of vascular endothelial growth fator are elevated in the vitreous of patients with subretinal neovascularisation. Brtish Journal of Ophthalmology 80, 363-366.

17. Isner, J.M., 1999. Cancro e aterosclerose: o amplo mandato da angiogénese. Circulation 99, 1653-1655.

18. McDougall, S.R, Anderson, A.R.A., Chaplain, M.A.J., 2006. Modelação matemática da angiogénese dinâmica adaptativa induzida por tumores: Implicações clínicas e estratégias de orientação terapêutica. Journal of Theoretical Biology 241, 160-172.

19. Allard, W.J., Jeri, M., M., Miller, C., 2004. As células tumorais circulam no sangue periférico de todos os principais carcinomas, mas não em indivíduos saudáveis ou em doentes com doenças não malignas. Clinical Cancer Research 10, 6897-6904. doi. 10.1158/1078-0432.CCR-04-0378.

20. Folkman, J., 2000. Tumor angiogenesis, Harrision's Texbook of Internal Medicine 15th edition, 132-152.

21. Li, W.W., Li, V.W., Tsakayannis, D., 2001. Conceitos emergentes e lições de ensaios clínicos de angioterapia. The New Angiotherapy 20, 547-571.

22. Kuhnau, J., 1976. Os flavonóides: Uma classe de componentes alimentares semi-essenciais: o seu papel na nutrição humana. Pesquisa Mundial de Dieta Nutricional 24, 117-191.

23. Bors, W., Heller, W., Michel, C., Saran, M., 1990. Flavonóides como antioxidantes: Determinação das eficiências de eliminação de radicais. Methods in Enzymology 186, 343-355.

24. Harsteen, B., 1983. Flavonóides: uma classe de produtos naturais de elevada potência farmacológica. Farmacologia bioquímica 32, 1141-1148.

25. Griebel, G., Perrault, G., Tan, S., Schoemarker, H., Sanger, D.J., 1999. Estudos farmacológicos sobre flavonóides sintéticos: comparação com o diazepam. Neuropharmacology 38, 965-977.

26. Lackeman, G.M., Claeys, M., Rwangabo, P.C., Herman, A.G., Vlietinck, A., 1986. Chronotropic effect of quercetin on guinea pig right atrium. Journal of Planta Medica 52, 433-439.

27. Francel, E.N., Kanner, J., German, J.B., Packs, E., Kinsella, J.E., 1993. Inhibition of oxidation of human low-density lipoprotein by phenolis substances in red wine (Inibição da oxidação da lipoproteína humana de baixa densidade por substâncias fenólicas no vinho tinto). Lancet 341, 454-457.

28. Carlo, G.D., Autore, G., Izzoa, A.A., Moiolino, P., Mascolo, N., Viola, P., Diurno, M.V., Capawa, F., 1993. Inibição da motilidade e secreção intestinal por flavonóides em ratos e ratazanas; relações estrutura-atividade. Journal of Phamacy and Pharmacology 45, 1045-1059.

29. Hillwell, B., 1994. Radicais livres, antioxidantes e doenças humanas: curiosidade, causa ou obstipação. Lancet 344, 721-724.

30. Laughton, M.J., Halliwell. B., Evans, P.J., Hoult, J.R.S., 1989. Antioxidant and pro-oxidant actions of the plant phenolics quercetin, morin, glossypol and myricetin effects on lipid peroxidation, hydroxy radical generation and bleomycin dependent damage to DNA. Biochemical Pharmacology 38, 28592865.

31. Shahidi, F., Yang, Z., Saleemi, Z.O., 1998. Natural flavonoids as stabilizers. Journal of Food Lipids 1, 69-75.

32. Izzo, A.A., Dicarlo, G., Mascolo, N., Capasso, F., Autore, G., 1991. Efeitos antiulcerosos dos flavonóides. papel do PAF endógeno. Phytotherapy Research 8, 179181.

33. Murakami, S., Muramatsu, M., Otomo, S., 1992. Inibição da H+/K+ ATPase gástrica por catequinas. Journal of Pharmacy and Pharmacology 44, 926-928.

34. Paul, P., Ritra, J., Ritva, S., Mackku, H., Lyly, T., Eero, P., Arpo, A., 1997. Dietary flavonoids and the risk of lung cancer and other malignant neoplasms. American Journal of Epidemiology 146, 223-230.

35. Jager, W., Zembsch, B., Wolschann, P., Pittenauer, E., Senderavicz, A.M., 1998. Metabolismo do fármaco anticancerígeno flavopiridol, um novo inibidor das cinases dependentes da ciclina no fígado de ratos. Life Science 62, 1861-1873.

36. Alcaraz, M.J., Ferrandiz, M.L., 1987. Modificação do metabolismo araquidónico por flaronoides. Journal of Ethnopharmacology 21, 209-229.

37. Noro, T., Oda, Y., Miyasa, Ueno, A., Fukushim, S., 1983. Inibição da atividade da adinosina deaminase das células endoteliais da aorta por flavonóides selecionados. Boletim Químico e Farmacêutico 31, 3984-3991.

38. Cody, V., 1986. Plant Flavonoids in Biology and Medicine. Progress in Clinical and Biological Research 4, 213-218.

39. Weast, R.C., 1979. Handbook of Chemisoy and Physics, 60ª edição 121-134.

40. Brown, J.P., 1980. Uma revisão dos efeitos genéticos dos flavonóides, antraquinonas e compostos relacionados que ocorrem naturalmente. Mutation Research 75, 243-277.

41. Tamura, G., Gold, C., Ferro-Luzzi, A., Ames, B.N., 1980. Fecalase: A model for activation of dietary glycosides to mutagens by intestinal floraRoc. National Academy of Science 77, 4961-4968.

42. Ueno, I., Nakano, N., Hirono, I., 1983. Destino metabólico da quercetina no rato ACI. Jpanese Journal of Experimental Medicine 53, 41-50.

43. Nigro, J.M., Baker, S.J., Preisinger, A.C., 1989. Mutações no gene p53 ocorrem em diversos tipos de tumores humanos. Nature 342, 705-708.

44. Yoshida, M., Sakai, T., Hosokawa, N., 1990. O efeito da quercetina na progressão do ciclo celular e no crescimento de células de cancro gástrico humano. FEBS Letters 260, 10-13.

45. Ferry, D.R., Smith, A., Malkhandi, J., 1996. Ensaio clínico de fase I do flavonoide quercetina: farmacocinética e evidência de inibição da tirosina quinase in vivo. Clinical Cancer Research 2, 659-668.

46. Hansen, R.K., Oesterreich, S., Lemieux, P., 1997. A quercetina inibe a indução da proteína de choque térmico mas não a ligação ao ADN do fator de choque térmico em células de carcinoma da mama humano. Biochemical and Biophysical Research Communications 2, 851-860.

47. Koishi, M., Hosokawa, N., Sato, M., 1992. A quercetina, um inibidor da síntese de proteínas de choque térmico, inibe a aquisição de termotolerância numa linha celular de carcinoma do cólon humano. Jpanese Journal of Cancer Research 83, 1216-1222.

48. Ranelletti, F.O., Maggiano, N., Serra, F.G., 1999. A quercetina inibe a expressão de p21-ras em linhas celulares de cancro do cólon humano e em tumores colorrectais primários. International Journal of Cancer 85, 438-445.

49. Scambia, G., Ranelletti, F.O., Benedetti, Panici, P., 1993. A quercetina induz locais de ligação ao estrogénio do tipo II em linhas celulares de cancro da mama humano com recetor de estrogénio negativo (MDA-MB231) e recetor de estrogénio positivo (MCF-7). Jornal Internacional do Cancro 54, 462-466.

50. Gugler, R., Leschik, M., Dengler, H.J., 1975. Disposição da quercetina no homem após doses únicas orais e intravenosas. European Journal of Clinical Phamacology 9, 229-234.

51. Du, G., Lin, H., Wang, M., Zhang, S., Wu, X., Lu, L., Ji, L., Yu, L., 2010. A quercetina melhorou consideravelmente o índice terapêutico da doxorrubicina contra o cancro da mama 4T1 devido aos seus efeitos opostos no HIF-1alfa em células tumorais e normais. Cancer Chemotherapy and Pharmacology 65, 277-287.

52. Ferry, D.R., Smith, A., Malkhandi, J., 1996. Ensaio clínico de fase I do flavonoide quercetina: farmacocinética e evidência de inibição da tirosina quinase in vivo. Clinical Cancer Research 2, 659-

668.

53. Yokoo, T., Kitamura, M., 1997. Proteção inesperada das células mesangiais glomerulares contra a apoptose provocada por oxidantes através do bioflavonoide quercetina. American Journal of Physiology 273, 206-212.

54. Shan, B.E., Wang, M.X., Li, R.Q., 2009. A quercetina inibe o crescimento do cancro do cólon SW480 humano em associação com a inibição da expressão da ciclina D1 e da survivina através da sinalização Wnt/betacatenina pathway. Cancer Investition 27, 604-612.

55. Formica, J.V., Regelson, W., 1995. Revisão da biologia da quercetina e bioflavonóides relacionados. Food and Chemical Toxicology 33, 1061-1080.

56. Ertrurk, E., Hatcher, J.F., Pamukeu, A.M., Bracken, F., 1984. Carcinogénese e quercetina. Actas da Federação 43, 2344-2348.

57. Dunnick, J.K., Hailey, J.R., 1992. Estudos de toxicidade e carcinogenicidade da quercetina, um componente natural dos alimentos. Fundamental and Applied Toxicology 19, 423-431.

58. Bjeldanes, L.F., Chang, G.W., 1997. Atividade mutagénica da quercetina e compostos relacionados. Natureza 5 577-578.

59. Knekt, P., Jarvinen, R., Seppanen, R., 1997. Dietary flavonoids and the risk of lung cancer and other malignant neoplasms. American Journal of Epidemiology 146, 223-230.

60. Nicosia, R.F., Ottinetti, A., 1990. Crescimento de microvasos em cultura de matriz sem soro de aorta de rato. Um ensaio quantitativo da angiogénese in vitro. Laboratory Investigation 63, 115-122.

61. Burbridge, M.F., West DC., 2001. Anel aórtico de rato: Modelo 3D de angiogénese. American Journal of Cancer 85, 204-210.

62. Muthukkaruppan, V.R., Shinners, B.L., Lewis, R., Park, S.J., Baechler, B.J., Auerbach, R., 2000. The chick embryo aortic arch assay: a new, rapid, quantifiable in vitro method for testing the efficacy of angiogenic and anti- angiogenic factors in a three-dimensional, serum-free organ culture system. Actas da Associação Americana para a Investigação do Cancro 3, 41-65.

63. Robert, A., Rachel, L., Brenda, S., Louis, K., Nasim, A., 2003. Ensaios de angiogénese: uma visão crítica. Clinical Chemistry 49, 32-40.

64. Park, K., Lim, D., Park, S.D., Kim, M.Y., Kim, Y., 2004. Inibidor da angiogénese derivado dos locais activos da angiostatina. Boletim da Sociedade Coreana de Química 25, 1331-1335.

65. Soucy, N.V., Ihnat, M.A., Kamat, C.D., Hess, L., Mark, J.P., Klei, L.R., Clark, C., Barchowsky, A., 2003. O arsénico estimula a angiogénese e a tumorigénese in vivo. Ciências Toxicológicas 76,

271-279.

66. Auerbach, R., Kubai, L., Knighton, D., Folkman J., 1974. Um procedimento simples para o cultivo a longo prazo de embriões de galinha. Developmental Biology 41, 391-394.

67. Auerbach, R., Kubai, L., Sidky, Y.A., 1976. Indução da angiogénese por tumores, tecidos embrionários e linfócitos. Cancer Research 36, 3435-3440.

68. Gimbrone, M.A., Jr, Leapman, S.B., Cotran, R.S., Folkman, J., 1974. Dormência tumoral in vivo por prevenção da neovascularização. Journal of Experimental Medicine 136, 261-276.

69. Muthukkaruppan, V.R., Auerbach, R., 1979. Angiogénese na córnea do rato. Ciência. Jornal Americano do Cancro 205, 1416-1418.

70. Muthukkaruppan, V.R., Kubai, L., Auerbach, R., 1982. Neovascularização induzida por tumor no olho do rato. Journal of the National Cancer Institute 69, 699-708.

71. Passaniti, A., Taylor, R.M., Pili, R., Guo, Y., Long, P.V., Haney, J.A., 1982. Um método simples e quantitativo para avaliar a angiogénese e os agentes antiangiogénicos utilizando a membrana basal reconstituída, a heparina e o fator de crescimento dos fibroblastos. Laboratory Investigation 67, 519-528.

72. Johns, A., Freay, A.D., Fraser, W., Korach, K.S., Rubanyi, G.M., 1996. A perturbação do gene do recetor de estrogénio impede a angiogénese induzida pelo 17-estradiol em ratinhos transgénicos. Endocrinology 137, 4511-4513.

73. Jain, R.K., 1997. Landis award lecture: delivery of molecular and cellular medicine to solid tumors. Microcirculação 4, 1-21.

74. Yuan, F., Salehi, H.A., Boucher, Y., Vasthare, U.S., Tuma, R.F., Jain R.K., 1994. Permeabilidade vascular e microcirculação de gliomas e carcinomas mamários transplantados em janelas cranianas de ratos e ratinhos. Cancer Research 54, 4564-4568.

75. Dudar, T.E., Jain, R.K., 1983. Mudanças no fluxo microcirculatório durante o crescimento do tecido. Microvascular Research 25, 1-21.

76. Madri, J.A., Pratt, B.M., Tucker, A.M., 1988. Phenotypic modulation of endothelial cells by transforming growth fator-depends on the composition and organization of the extracellular matrix. Journal of Cell Biology 106, 1375-1384.

77. Grant, D.S., Kibbey, M.C., Kinsella, J.L., Cid, M.C., Kleinman, H.K., 1994. O papel da membrana basal na angiogénese e no crescimento tumoral. Pathology Research and Practise 190, 854-863.

78. Obeso, J., Weber, J., Auerbach, R., 1990. Uma linha celular derivada de hemangioendotelioma: a sua utilização como modelo para o estudo da biologia das células endoteliais. Laboratory Investigation 63, 259-269.

79. Forest, A., Peoch, M., Camposa, L., Guyotat, D., Vergnon, J.M., 2006. Benefício de um tratamento combinado de crioterapia e quimioterapia no crescimento do tumor e na angiogénese induzida por crio tardia num modelo de cancro do pulmão de células não pequenas. Lung Cancer 54, 79-86.

80. Eminga, S.A, Brachvogel, B., Odorisio, T., Koch, M., 2007. Regulação da angiogénese: a cicatrização de feridas como modelo. Progress in Histochemistry and Cytochemistry 42, 115-170.

81. Pourreyron, C., Poncet, G., Roche, C., Gouysse, G., Mimoun, N., Walter, T., Villaume, K., Jacquier, M.F, Bernard, C., Dumortier, J., Chayvialle, J.A., 2008. O Papel da Angiogénese nas Metástases Hepáticas Endócrinas: Um estudo experimental. Jornal de Investigação Cirúrgica 144, 64-73.

82. Wong, M.L.H, Prawira, A, Kaye, A.H., Hovens, C.M., 2009. Angiogénese tumoral: O seu mecanismo e implicações terapêuticas nos gliomas malignos. Journal of Clinical Neuroscience 16, 1119-1130.

83. Arjan, W., Molema, G., 2000. Angiogénese: Potentials for Pharmacologic intervention in the treatment of cancer, cardiovascular diseases and chronic inflammation. American Journal of Pharmacology 52, 237-268.

84. Tortora, G., Melisi, D., Ciardiello, F., 2004. Angiogénese: Um alvo para a terapia do cancro. Atual Pharmaceutical Design 10, 11-26.

85. Aoki, D., Shinichi, U., Kubo, F., Hiwatashi, K., Matsushita, K., Oyama,T., Ikuro Maruyama, I., Aikou, T., 2005. A roxitromicina inibe a ativação constitutiva do fator nuclear KB, diminuindo o stress oxidativo num modelo de carcinoma hepatocelular em ratos. Clinical Cancer Research 11, 5645-5650.

86. Eichhorn, M.E., Kleespers, A., Jauch, K.W., Bruns, C.J., 2007. Angiogénese no cancro: mecanismo molecular, impacto clínico. Langenbecks Archives of Surgery 3, 371-379.

87. Adhemar, L.F., Lopes, J.M., Schmitt, F.C., 2010. Angiogénese e cancro da mama. Revista de Oncologia 1, 1-7.

88. Knekt, P., Jarvinen, R., Seppanen, R., Helibvarra, M., Teppo, L., Pukkala, E., Aromaa, A., 1997. Dietary flavonoids and the risk of lung cancer and other malignant neoplasms. American Journal of Epidemiology 146, 222-230.

89. Rivera, F., Urbanaviciusa, J., Gervazb, E., Morquioa, A., Dajasa, F., 2004. Alguns aspectos da capacidade neuroprotectora in vivo dos flavonóides: biodisponibilidade e relação estrutura-atividade. Investigação em Neurotoxicologia 6, 543-553.

90. Kosmider, B., Osiecka, R., 2004. Compostos flavonóides: uma revisão das propriedades anticancerígenas e das interações com a cis-diaminoxicloroplatina (II). Drug Develoment Research 63, 200-211.

91. Roginsky, A.B., Michael, B., Ujiki, M.N., Ding, X.Z., Adrian, T.E. Review on the potential use of flavonoids in the treatment and prevention of pancreatic cancer. American Journal of Pharmacology 19, 61-68.

92. Seufi, M.A., Ibrahim, S.S., Elmaghraby, T.K., Hafez, E.E., 2009. Efeito preventivo do flavonoide, quercetina, no cancro hepático em ratos através da atividade oxidante/antioxidante: evidências moleculares e histológicas. Jornal de Investigação Experimental e Clínica do Cancro, doi:10.1186/1756- 9966-28-80.

93. Cassidy, A., Oreilly, E.J., Kay, C., Sampson, L., Franz, M., Forman, J.P., Curhan, G., Rimm, E.B., 2010. Ingestão habitual de subclasses de flavonóides e hipertensão incidente em adultos. American Journal of Clinical Nutrition 1, 1-10.

94. Nijveldt, R.J., Nood, E.V., Hoorn, D.E.C., Boelens, P.G., Norren, K.V., Leeuwen, P.A.M., 2001. Flavonoids: a review of probable mechanisms of action and potential applications (Flavonóides: uma revisão dos prováveis mecanismos de ação e potenciais aplicações). American Journal of Clinical Nutrition 74, 418-425.

95. Chang, H., Mi, M., Ling, L., Zhu, J., Zhang, Q., Wei, N., Zhou, Y., Tang, Y., Jialin, Y., 2013. Efeitos citotóxicos estruturalmente relacionados de flavonóides em células cancerígenas humanas in vitro. Arquivos de Pesquisa Farmacêutica 31, 1137-1144.

96. Felicia V.S., Najla, G., Ann, P.C., Madeline, M., Keneeth, K.C., 1996. Inibição da proliferação de células de cancro da mama humano e atraso da tumorogénese mamária por flavonóides e sumos de citrinos. Nutrition and Cancer 26, 167181.

97. Amália, P., Marroni, N., 2003. Efeitos da Quercetina nos danos hepáticos em ratos com cirrose induzida por CCl4. Doenças e Ciências Digestivas 48, 824-829.

98. Chakraborty, R.N., Ghosh, D.S., Sengupta, A., Das, A., 2004. Avaliação comparativa da eficácia quimioprotectora do cancro do alfa-tocoferol e do Quercetn num modelo murino. Journal of Experimental and Clinical Cancer Research 23, 20-28.

99. Meenakshi, K., Imran, S., Singh, N., 2007. Currcmin e Quercetin combinados com Cisplatina

para induzir apoptose em células hep-2 de carcinoma laríngeo humano através da via mitrocondrial. Journal of Cancer Molecules 3, 121-128.

100.Lakhanpal, P., Rai, D.K., Singh, S.P., 2007. Um flavanóide versátil. Jornal da Internet de Atualização Médica 2, 13-17.

101.Yang, J., Wang, L., Chen, Z., Shen, Z., Jin, M., Wang, X., Zheng, Y., Qiu, Z., Wang, J., Li J., 2008. Intervenção antioxidante do tumor pulmonar induzido pelo fumo em ratos por vitamina E e quercetina. Biomed Cancer 8, 383-391.

102.Atalik, K.E., Uyar, Y., Esen, H.H., 2003. Vasoprotecção por melatonina e quercetina em ratos tratados com cicplatina. Jornal Indiano de Biologia Experimental 48, 1188-1193.

103.Joshi, U.J., Gadge, A.S., D'Mello, A., Sinha, R., Srivastava, S., Govil, G., 2011. Atividade anti-inflamatória, antioxidante e anticancerígena da Quercetina e do seu análogo. Revista Internacional de Investigação em Ciências Farmacêuticas e Biomédicas 2, 1756-1765.

104.Jazvinscak, M., Jembrek, Vukovic, L., Jasmina, Puhovic, J., Erhardt, J., Orsolic, N., 2009. Efeito neuroprotector da quercetina contra a lesão oxidativa induzida por peróxido de hidrogénio em neurónios P19. Journal of Molecular Neuroscience 4, 43-56.

105.Caltagirone, S., Rossi, C., poggi, A., Ranelletti, F., Natali, P.G., Brunetti, M., Francesca, Aiello, Piantelli M., 2000. Os flavonóides apigenina e quercetina inibem o crescimento do melanoma e o potencial metastático. Jornal Internacional do Cancro 87, 595-596.

106.Billy, F., Ribba, B., Saut, O., Trouilhet, H.M., Bresch, T.C.D., Boissel, J.P., Grenier, E., Flandrois, J.P., 2009. Um modelo matemático multi-escala de angiogénese com base farmacológica e a sua utilização na investigação da eficácia de uma nova estratégia de tratamento do cancro. Journal of Theoretical Biology 260, 545562.

107.Rajesh, G., Harshala, S., Dhananjay, G., Jadhav, A., 2010. Efeito da substituição hidroxílica da flavona na angiogénese e nas actividades de eliminação de radicais livres: Um estudo da relação estrutura-atividade utilizando ferramentas computacionais. Jornal Europeu de Ciências Farmacêuticas 37, 37-44.

108.Ak, A., Ba§aran, A., Dikmen, M., Co§an, D.T., Degirmenci, I., Gune§, H.V., 2011. Avaliação dos efeitos da quercetina (3, 3', 4', 5, 7-pentohidroxiflavão) na apoptose e na atividade da enzima telomerase nas linhas celulares MCF-7 e NIH-3T3 em comparação com o tamoxifeno. Balkan Medical Journal 28, 293-299.

109.Ulug, M., Turk, M., Oguztuzun, S., Menemen, Y., Kahraman, G., 2011. Efeitos apoptóticos e necróticos do complexo quercetina/polietilenimina carboxilado em células Hela. Jornal de Farmácia e Farmacologia 5, 894-902.

110.Xiao, X., Shi, D., Liu L., Wang, J., Xie, X., 2011. A quercetina suprime a expressão da ciclooxigenase-2 e a angiogénese através da inativação da sinalização P300. Jornal de Ciências Farmacêuticas 6, 33-37.

111.Lehr, H.A., Leunig, M., Menger, M.D., Nolte, D., Messmer, K., 1993. Técnica de câmara de prega cutânea dorsal para microscopia intravital em ratinhos nus. American Journal of Pathology 143, 1055-1062.

112.Lees, V.C., Fan, T.P.D., 1994. Um modelo de enxerto de pele lesionado por congelação para o estudo quantitativo do fator de crescimento básico dos fibroblastos e de outros promotores da angiogénese na cicatrização de feridas. British Journal of Plastic Surgery 41, 349-359.

113.Kenyon, B.M, Voest, E.E, Chen, C.C, Flynn, E., Folkman, J., D'Amato R., 1996. Um modelo de angiogénese na córnea do rato. International Journal of Cancer 37, 1625-1631.

114.Carmeliet, P., Moons, L., Collen, L., 1998. Revisão de modelos de rato de angiogénese, estenose arterial, aterosclerose e hemostasia. Jornal de Investigação Cardiovascular 1, 8-33.

115.Couffinhal, T., Silver, M., Zheng, L.P., Kearney, M., Witzenbichler, B., Isner, J.M., 1998. Modelo animal: modelo de angiogénese em ratos. American Journal of Pathology 2, 6-12.

116.Auerbach, R., Lewis, R., Shinners, B., Kubai, L., Akhtar, N., 2003. Ensaios de angiogénese: uma visão crítica. Journal of Clinical Chemistry 49, 32-40.

117.Palanker, V.D., Leng, T., Jason, M., Miller, Kalayaan, V., Bilbao, Philip, H., Mark, S., Blumenkranz, 2004. A membrana corioalantóica de pinto como tecido modelo para pesquisa e simulação cirúrgica da retina. Jornal de Doenças da Retina e do Vítreo 24, 427-434.

118.Ucuzian, A.A., Greisler, H.P., 2007. Modelos in vitro de angiogénese. Revista Mundial de Cirurgia 3, 654-660.

119.Veeramani, V.P., Veni, G., 2010. Uma revisão essencial das técnicas actuais utilizadas nos ensaios de angiogénese. Jornal de Educação sobre o Cancro 2, 2379-2385.

120.Laschke, M.W., Vollmar, B., Menger, M.D., 2011. A câmara da prega cutânea dorsal: janela para a interação dinâmica dos biomateriais com o seu hospedeiro circundante. European Cells and Materials 2, 147-167.

121.Baron, V.T., Welsh, J., Abedinpour, P., Borgstrom, P., 2011. Microscopia intravital no modelo de câmara dorsal de rato para o estudo de tumores sólidos. American Journal of Cancer Research 1, 674-686.

122.Brooks, P.C., Montgomery, A.M., Cheresh, D.A., 1999. Utilização do modelo de embrião de galinha com 10 dias de idade para estudar a angiogénese. Methods in Molecular Biology 129, 257-269.

123.Fritsch, S e Maniatis, 1989 Molecular Cloning: A Laboratory Manual, 2ª edição, Cold Spring Harbor Laboratory Press, Nova Iorque, 3, apêndice B.12.

124.Papenfuss, H.D., Gross, J.F., Intaglietta, M., Treese, F.A., Uma câmara de acesso transparente para a prega cutânea dorsal do rato. Microvascular Research 18, 311318.

125.Prough, D.S., Bidani, A., 1999. A acidose metabólica hiperclorémica é uma consequência previsível da infusão intra-operatória de solução salina a 0,9%. Journal of Anesthesiology 90, 1247-1249.

126.Seunghyun, O., Joo, WJ., Kyu, WK., Waun, KH., & Hoyoung, L., 2008 Identificação de novas actividades anticancerígenas antiangiogénicas da deguelina que visam o fator induzível por hipoxia-1 alfa. Jornal Internacional do Cancro 122, 5-14.

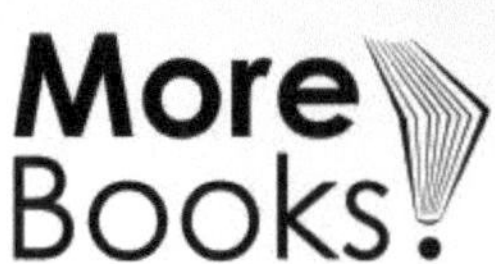

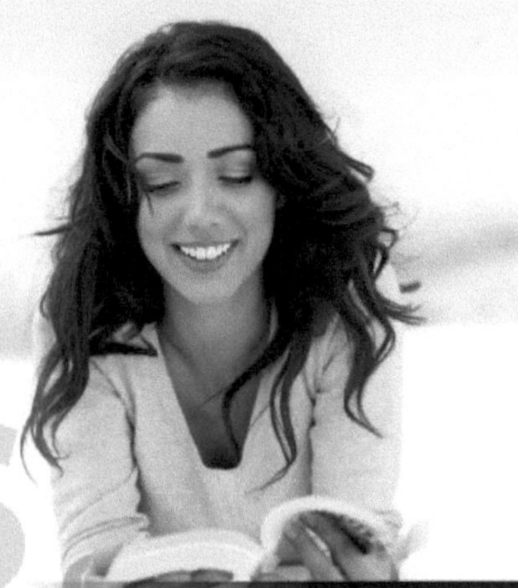

yes

I want morebooks!

Buy your books fast and straightforward online - at one of world's fastest growing online book stores! Environmentally sound due to Print-on-Demand technologies.

Buy your books online at
www.morebooks.shop

Compre os seus livros mais rápido e diretamente na internet, em uma das livrarias on-line com o maior crescimento no mundo! Produção que protege o meio ambiente através das tecnologias de impressão sob demanda.

Compre os seus livros on-line em
www.morebooks.shop

info@omniscriptum.com
www.omniscriptum.com

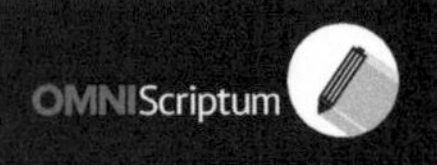

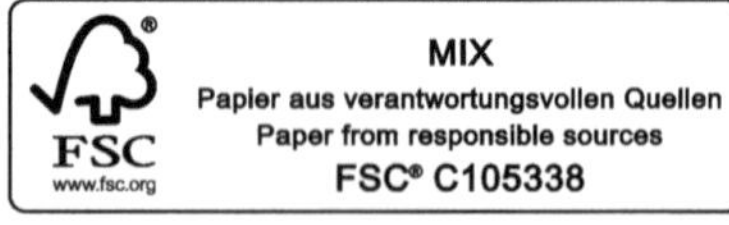

Printed by Books on Demand GmbH, Norderstedt / Germany